ちょっと不調を感じたときのスープとドリンク

石澤清美

国際中医師　国際中医薬膳師

はじめに

とりあえず眠る。
運動をして汗を流す。
はたまた、歌う、笑う、おしゃべりする……等々。
不調を乗り越えるための自分なりのとっておき、
きっと、だれもがなにかしらあるのではないでしょうか。

わたしの場合は、おいしく食べることが最初の手だて。
食事はどんなときでも、必ず力を与えてくれます。
薬食同源の言葉どおり、日常口にする食材には、
生薬として利用されるものもありますが、ほとんどは薬のような強い力は持ちません。
でも、わたしたちの体、命のすべては食べたものから成り立っています。
食事から受ける影響を無視するわけにはいきません。

東洋医学では、病気にまで至らない不調を未病と呼び、
その段階での手当ての重要性を説いています。
薬膳は、食材の持つ力を東洋医学の理論で分析し、
日々の健康維持、未病の手当ての献立作りに役立てるものです。
そして、もっとも大切なのはおいしく食べることだとされています。

おいしさは体調に左右されるものです。
不調に合わせた温かなスープは、おいしさを連れて寄り添ってくれます。
ほっと深く呼吸をして、ゆったりとめしあがってください。

石澤清美

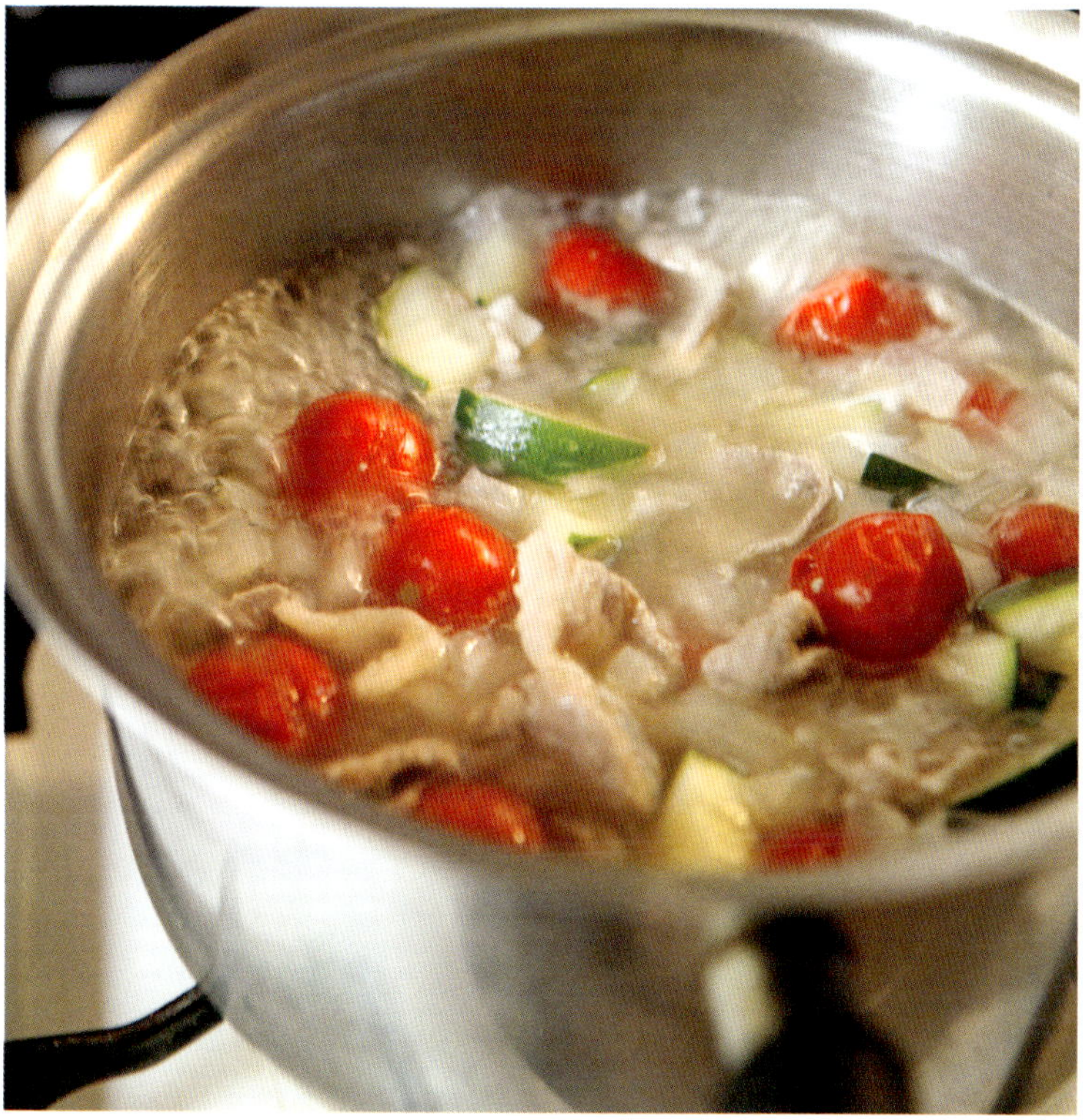

もくじ

不眠　80

月経痛　92

便秘　106

むくみ　118

乾燥　130

四季の養生食・作り置き甘露

スープのポイント

５杯分を作り置きします。
冷蔵庫で保存して、食べるときに温めます。

〈作り方〉

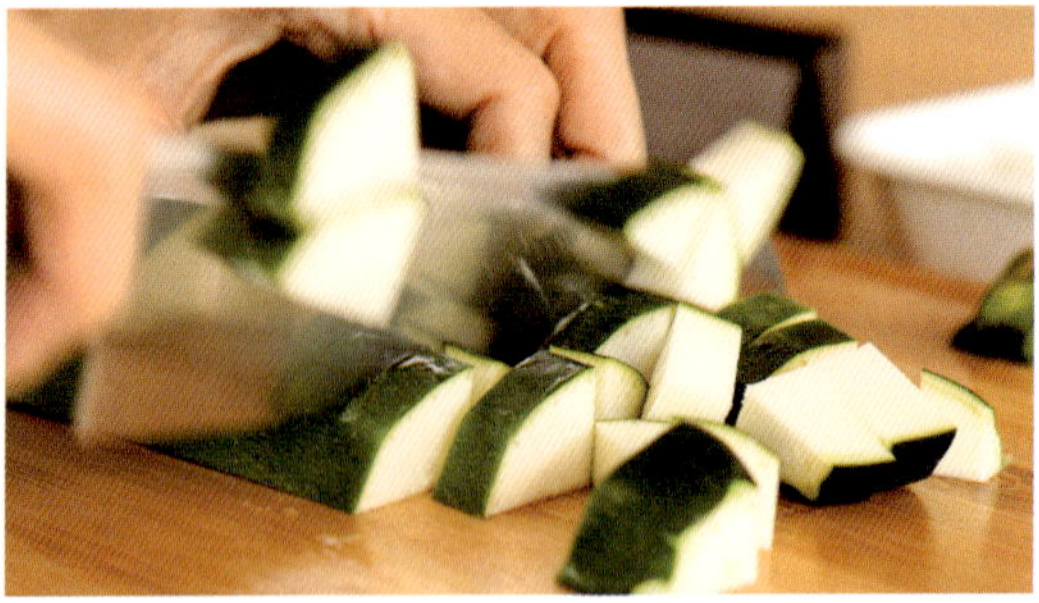

○消化する力が弱っているときは野菜の皮をむくが、好みで皮ごと入れてもよい（ポタージュも同様）。

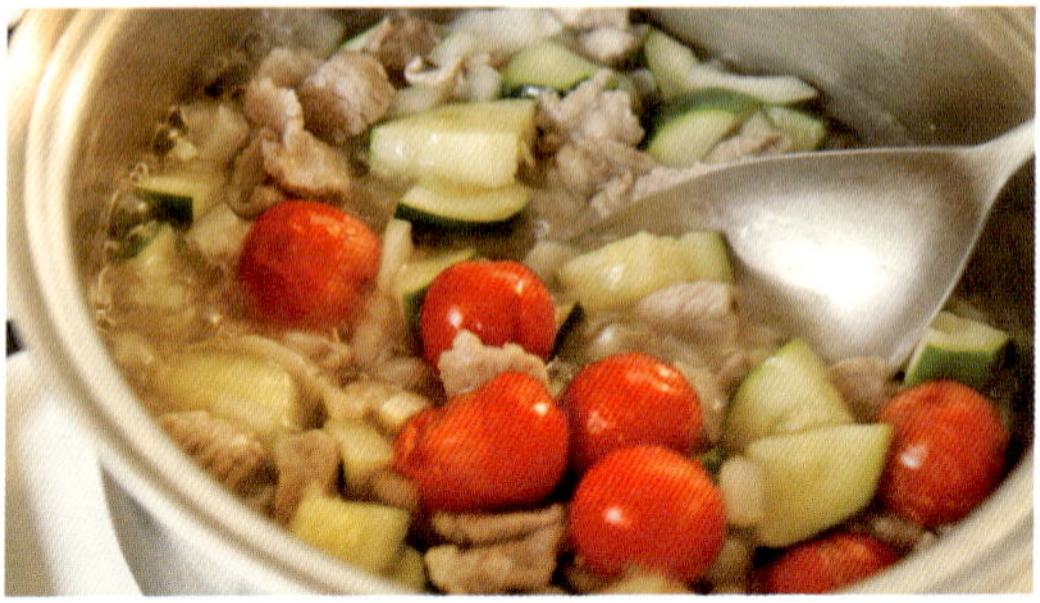

○材料を全部加えたら、火かげんは中火にする。保温性が高く、ムラなく加熱できる、蓋つきの厚手鍋がよい。

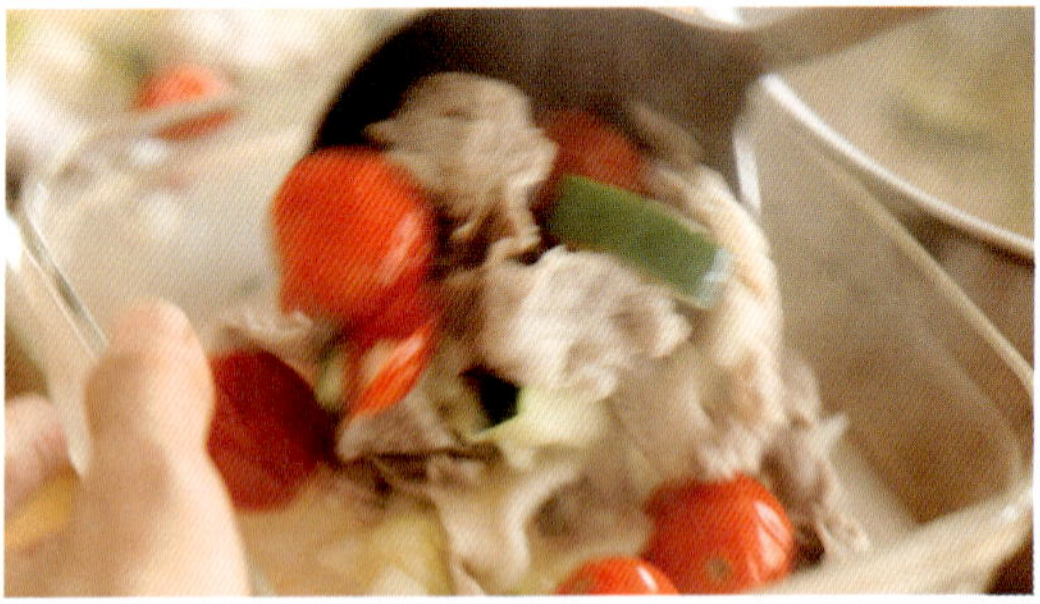

○スープは冷ましてから容器に小分けして、冷蔵庫で保存する。ハーブ類は好みで取り出す。

〈食べ方〉

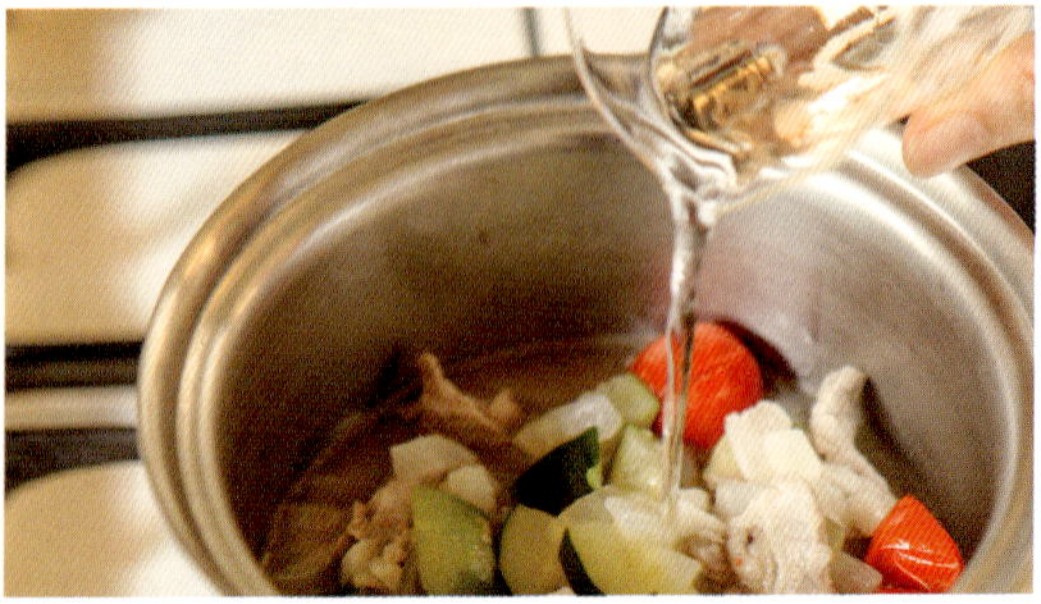

○保存中に具材がスープを吸って汁けが少なくなったら、水やスープストックを適宜加えて温める。

ポタージュのポイント

ポタージュはペーストを5杯分作り置きします。冷蔵庫で保存して、食べるとき牛乳などでのばします。

〈作り方〉

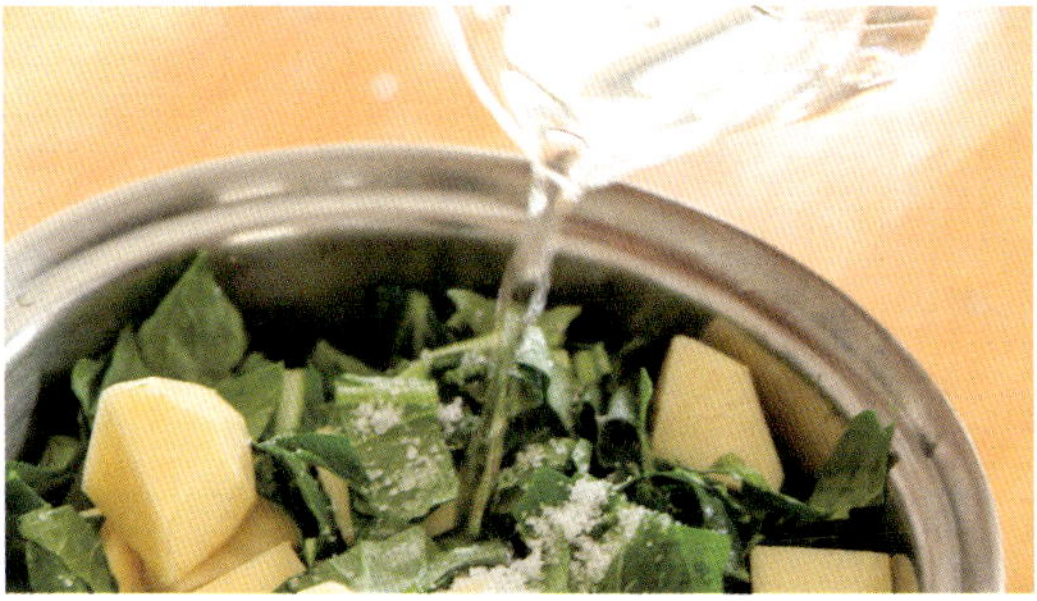

○材料表の順に切って鍋に入れ（タマネギを底にすると焦げにくい）、鍋底から大きく混ぜて水またはスープを注ぐ。

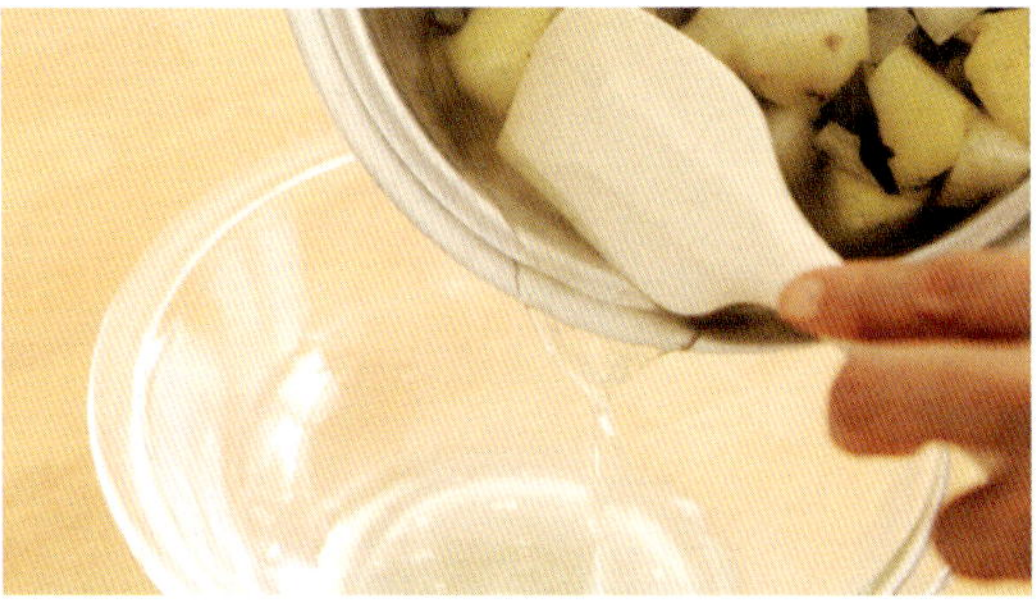

○攪拌は、フードプロセッサーであれば煮汁を少し減らして攪拌し、後で混ぜる。ミキサーなら煮汁ごと攪拌する。

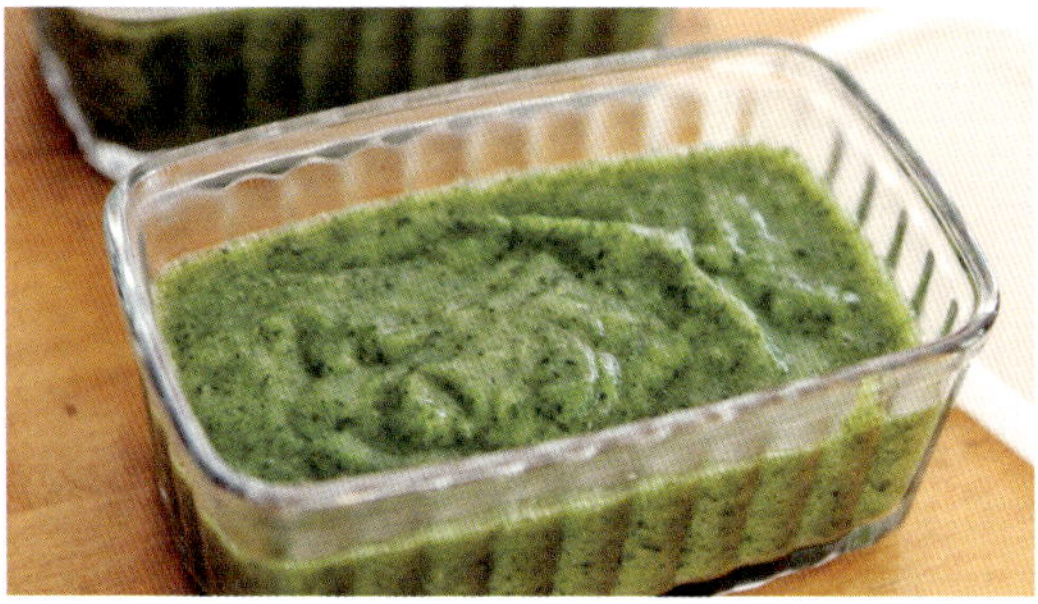

○トロトロになるまでしっかり攪拌したものを保存する。冷蔵庫からの出し入れが少なくてすむように小分けにする。

〈食べ方〉

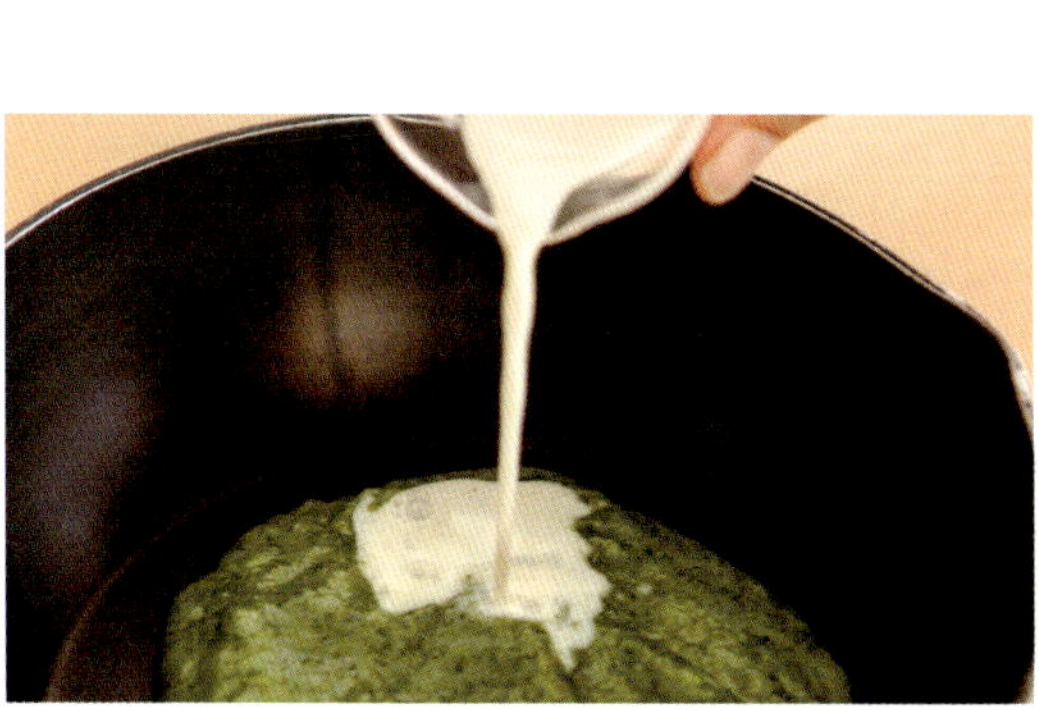

○ペーストを牛乳や豆乳でのばす。鍋底から静かに混ぜながら、弱めの中火で煮たてないようゆっくり温める。

スープストックのレシピ

● チキンスープ

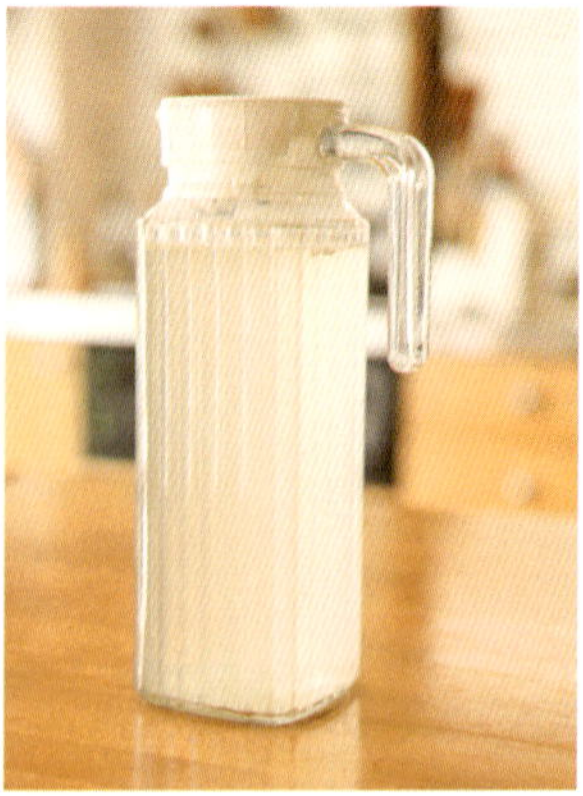

スープ作りやポタージュをのばすときに使う3種のだし汁。冷蔵庫でスープは5日、だしは3～4日、冷凍で1か月保存可能。

材料（約1.2ℓ分）
鶏もも肉（またはむね肉）
…1枚（300g）
水…1.5ℓ
塩…小さじ1

＊だしを取ったあとの鶏肉はサラダや炒め物などにするとよい。

〈作り方〉

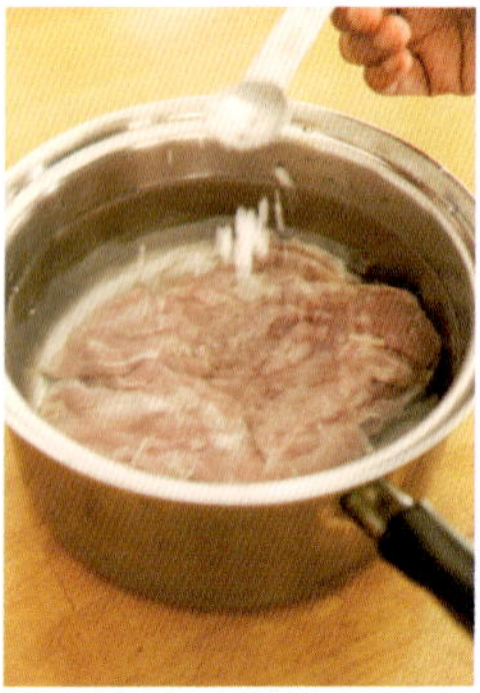

❶鍋に皮を下にして鶏肉を入れ、水を加える。保存性を高めるために塩も加える。

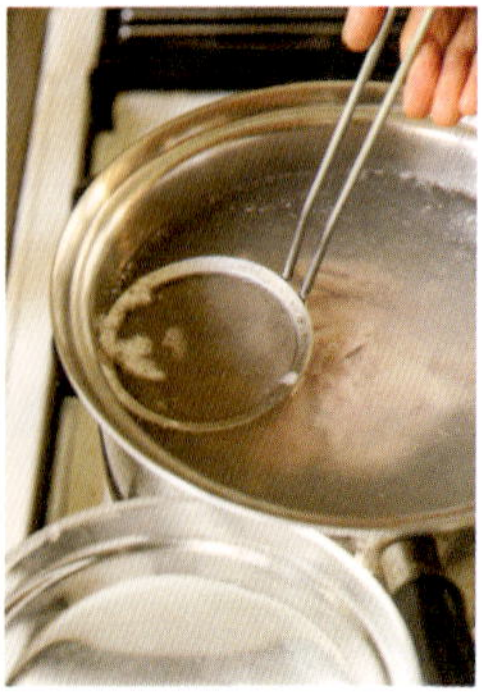

❷火にかけてあくが出たら弱火にし、あくを取ってから鶏肉を上下に返す。

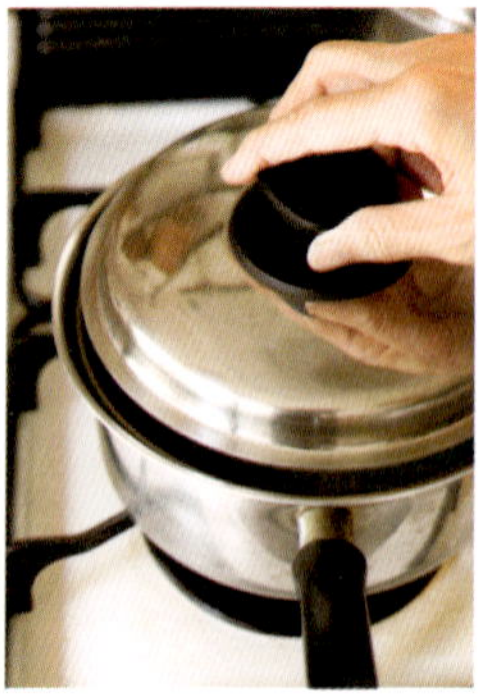

❸蓋を1㎝ほどずらしてかけ、弱火で7分煮る。蓋をしてそのまま冷ます。

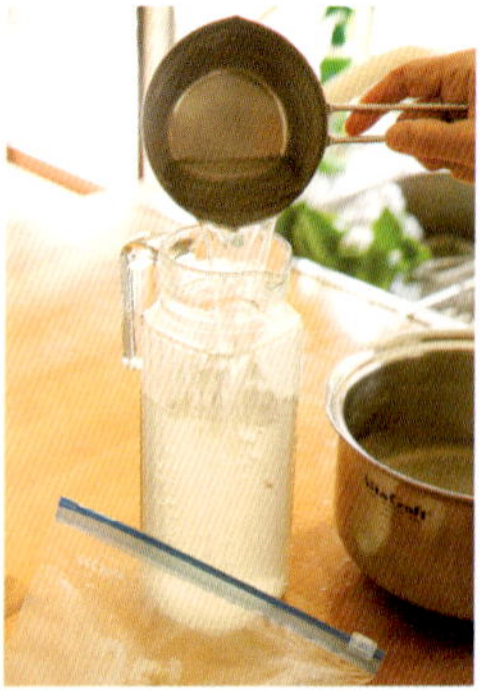

❹鶏肉を取り出す。冷蔵庫で冷やすと上に脂が固まるので、好みで取り除き、保存容器に移す。

かつおだし

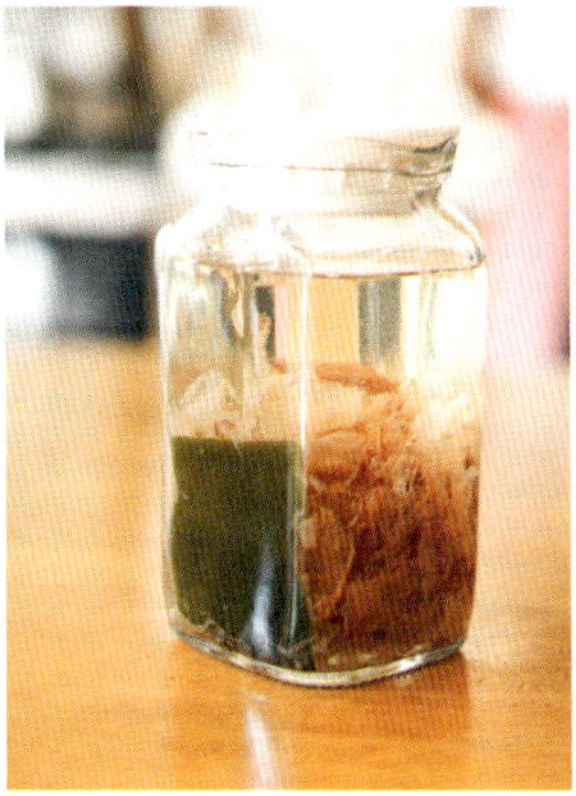

材料（約1ℓ分）
削りがつお…10g
昆布…５㎝角２枚
水…１ℓ

〈作り方〉

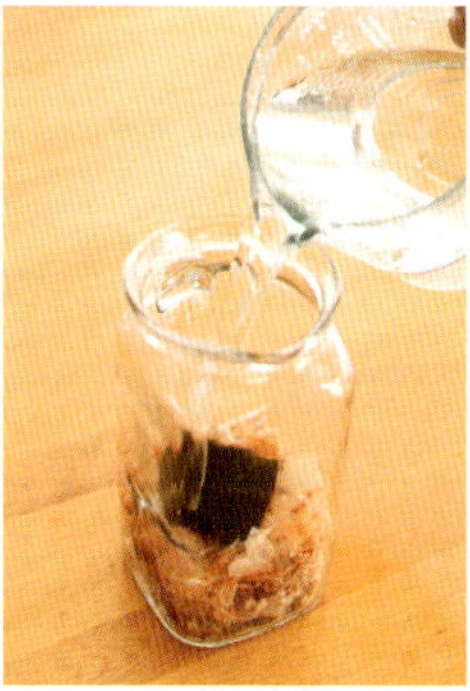

❶すべての材料を保存瓶に入れ、冷蔵庫で保存する。８時間後くらいから使える。

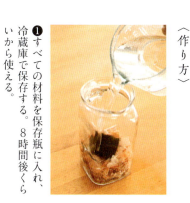

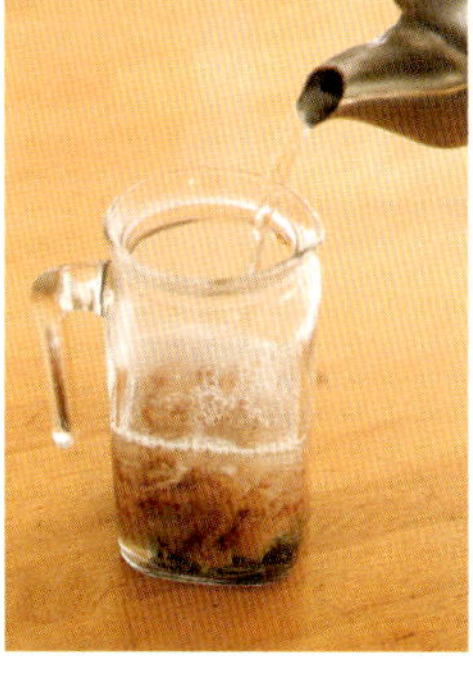

❷使い終わっただしがらは４００mℓほどの熱湯を注いで1分おくと、２番だしとして使える。

いりこだし

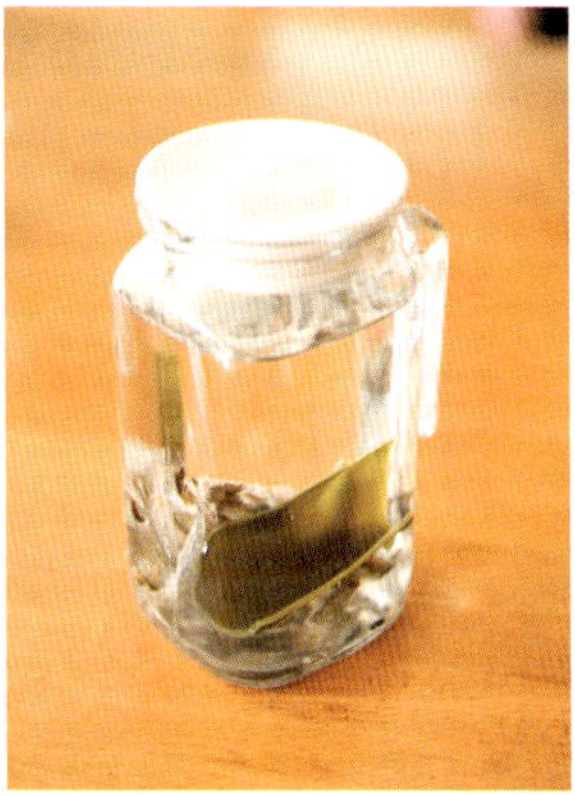

材料（約1ℓ分）
いりこ…15尾
昆布…５㎝角２枚
水…１ℓ

〈作り方〉

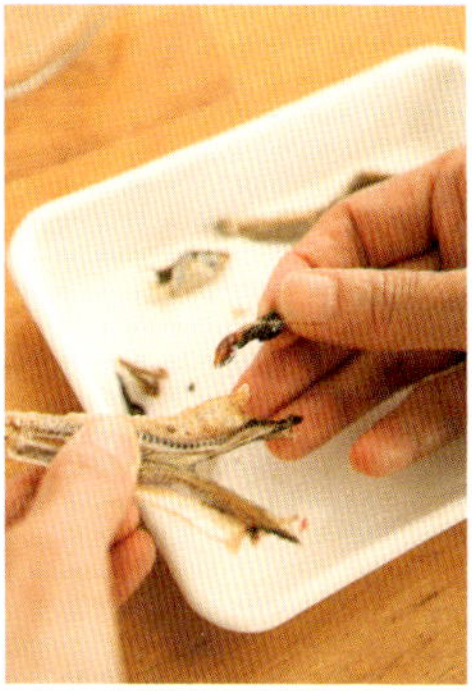

❶いりこは頭とはらわたを取り除く。

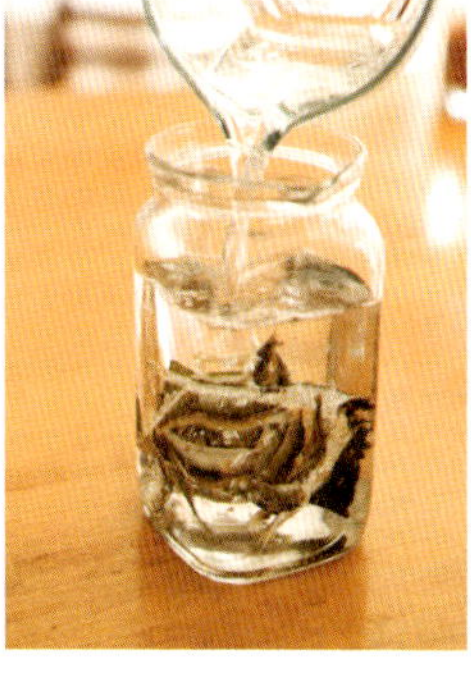

❷すべての材料を保存瓶に入れ、冷蔵庫で保存する。８時間後くらいから使える。

トッピングのレシピ5種

症状や好みに合わせたトッピングがあると重宝します。特にポタージュスープには彩りとして欠かせません。

おなかや手足の冷え　使用目安…大さじ1杯

1　酒粕ペースト

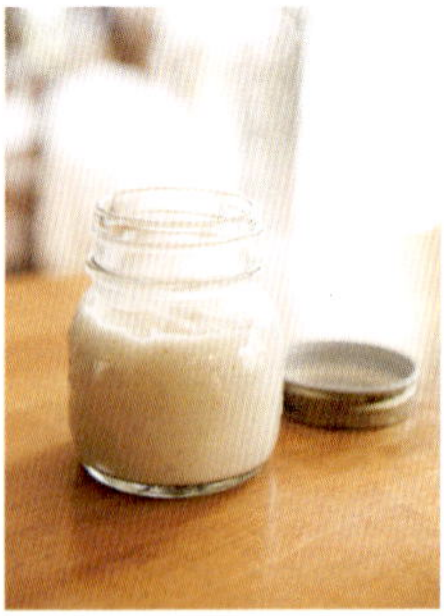

材料（作りやすい分量）
酒粕（板粕）…100g
水…約50mℓ

＊保存瓶に入れて冷蔵庫へ。
3か月もつ。

〈作り方〉

❶酒粕は耐熱容器に入れ、ラップなしで電子レンジ（600W）に40秒ほどかけてやわらかくする。

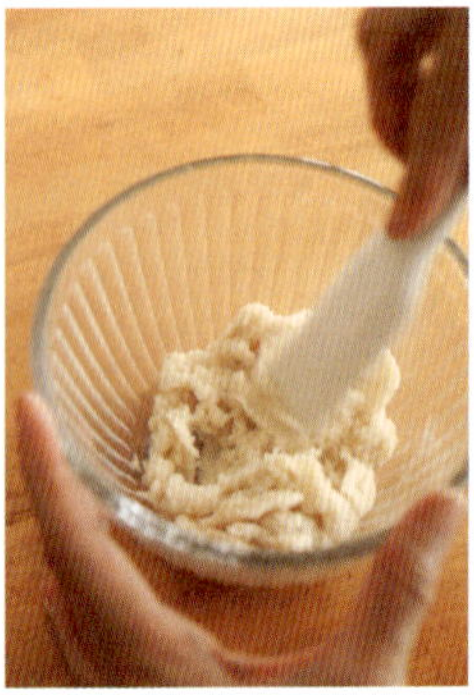

❷様子をみながら水を加え、滑らかになるまで練り混ぜる。

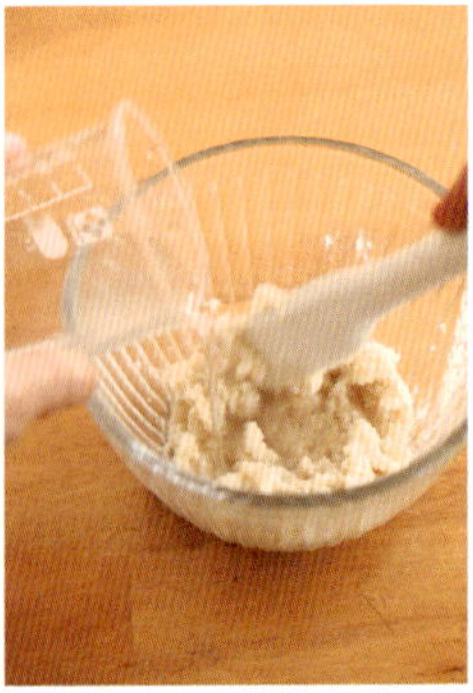

肩こり・ストレス　使用目安…大さじ1杯

2　黒糖酢

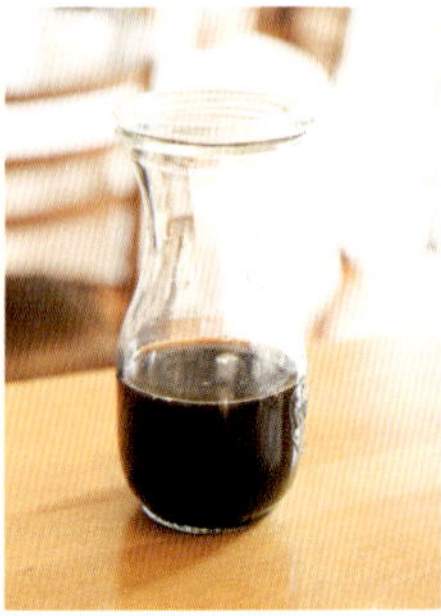

材料（作りやすい分量）
粉末黒糖…大さじ1
黒酢（または酢）…150mℓ

＊保存瓶に入れる。
常温で1か月もつ。

〈作り方〉

❶容器にすべての材料を入れる。

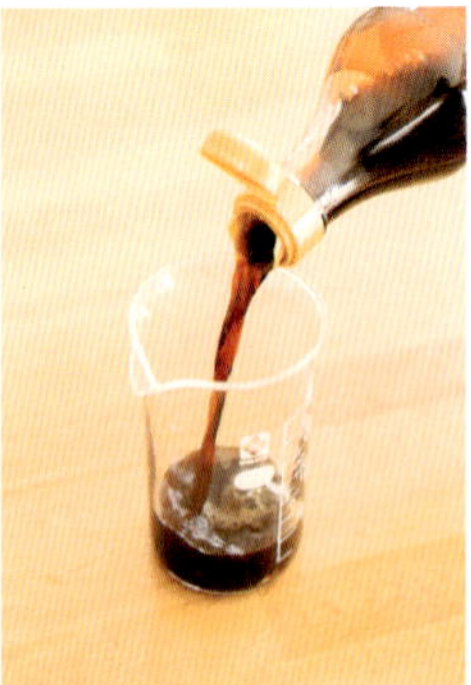

❷かき混ぜて黒糖を溶かす。

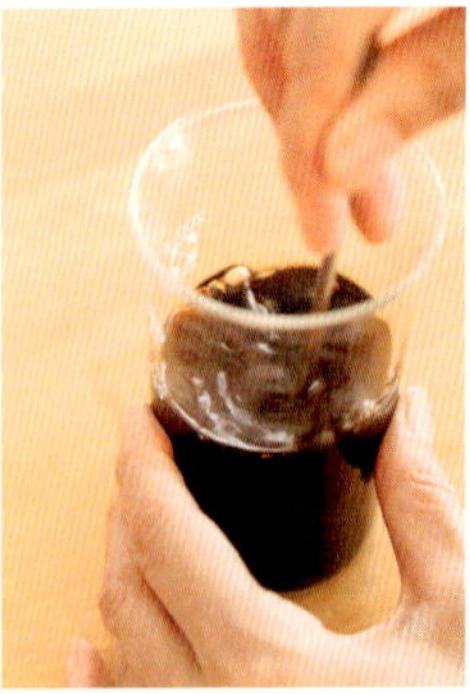

3 ハーブペースト

消化不良・疲労　使用目安…大さじ１杯

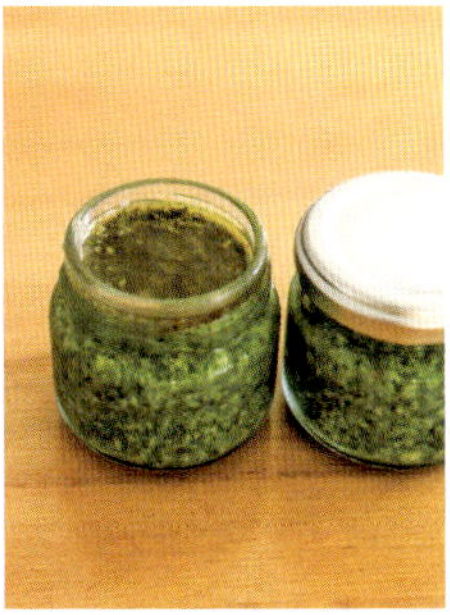

材料（作りやすい分量）

パセリ・青ジソ…各10g
バジル…25g
クルミ…20g
オリーブ油…大さじ２

＊保存瓶に入れて冷蔵庫へ。１か月もつ。発酵しないよう、ときどき蓋を外す。

〈作り方〉

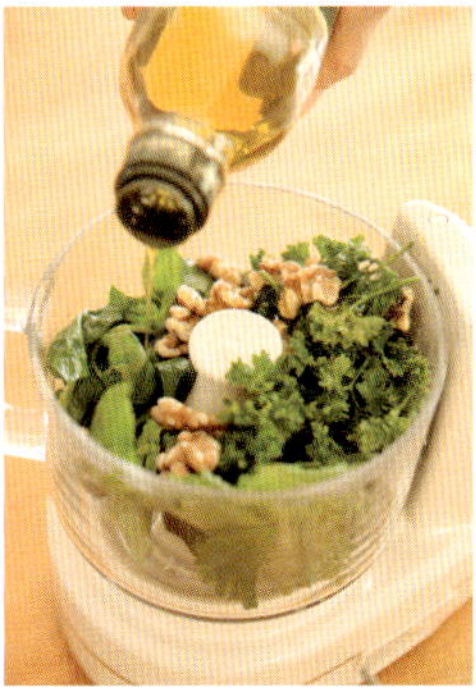

❶ざく切りにしたパセリ、青ジソ、バジルとクルミ、オリーブ油をフードプロセッサーに入れ攪拌する。

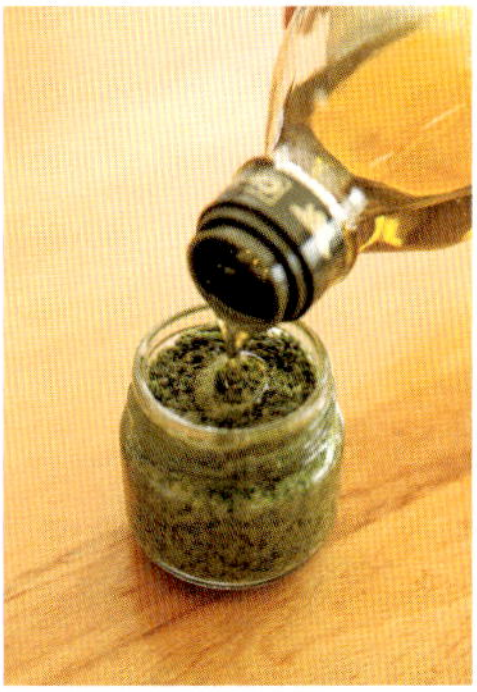

❷トロトロになったら容器に入れる。蓋をするようにオリーブ油（分量外）を注ぐとカビ予防になる。

4 パセリオイル

消化不良・食欲不振　使用目安…小さじ１杯

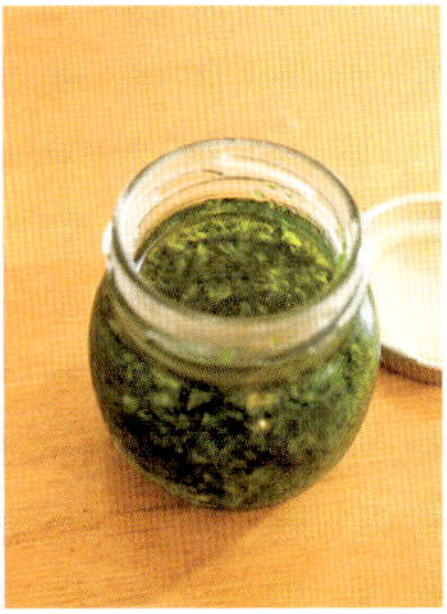

材料（作りやすい分量）

パセリ…適量
オリーブ油…適量

＊保存瓶に入れて冷蔵庫へ。２週間もつ。

〈作り方〉

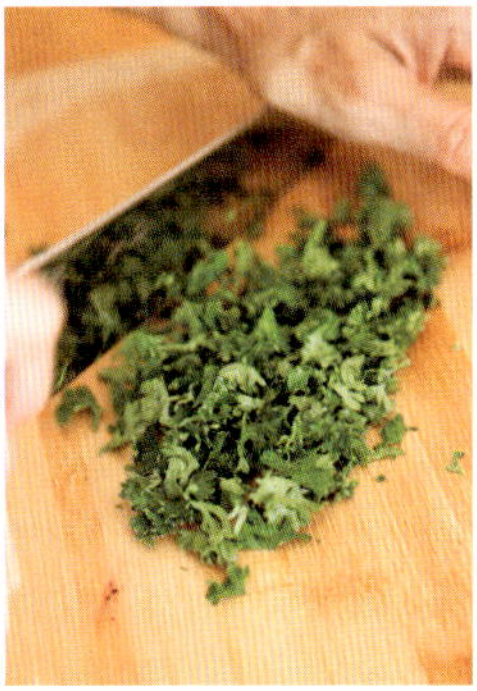

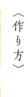

❶パセリはみじん切りにして容器に入れる。

❷ひたひたになるまでパセリにオリーブ油を注ぐ。油は米油、ゴマ油など好みのものでよい。

肌荒れ・疲れ・むくみ

5 甘酒（麹がゆ）

使用目安…大さじ2杯

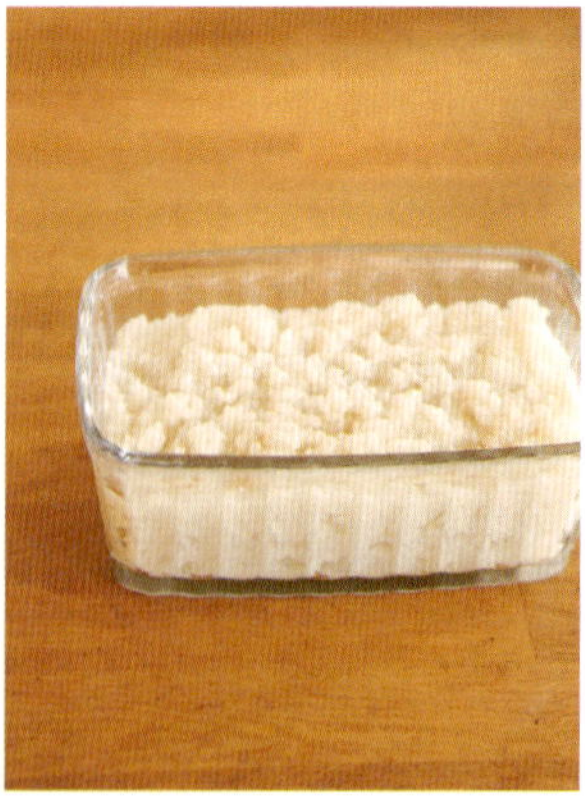

材料（作りやすい分量）

うるち米…200㎖

米麹…200g

＊雑菌が入りやすいので小分けにして保存容器に入れ、冷蔵庫に。10日間ほど日持ちする。冷凍庫なら１か月。

〈作り方〉

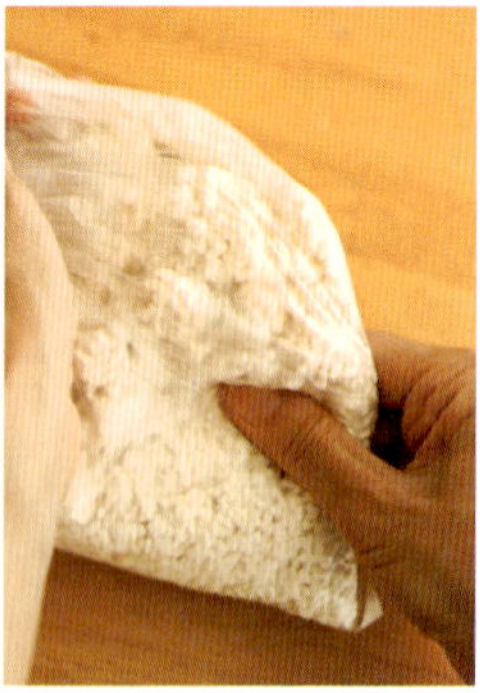

❶麹は細かくほぐす。袋に入れてほぐせば、麹菌が周囲に飛び散らない。

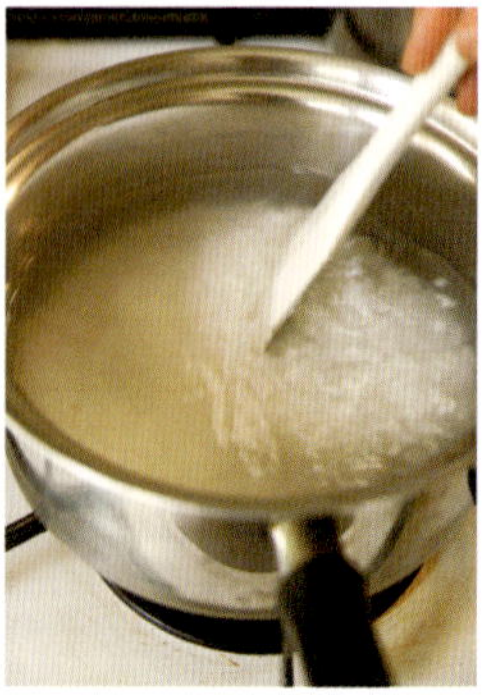

❷米は洗って3倍量の水に30分つける。火にかけ、煮たったら混ぜて、蓋をして弱火で15分炊く。

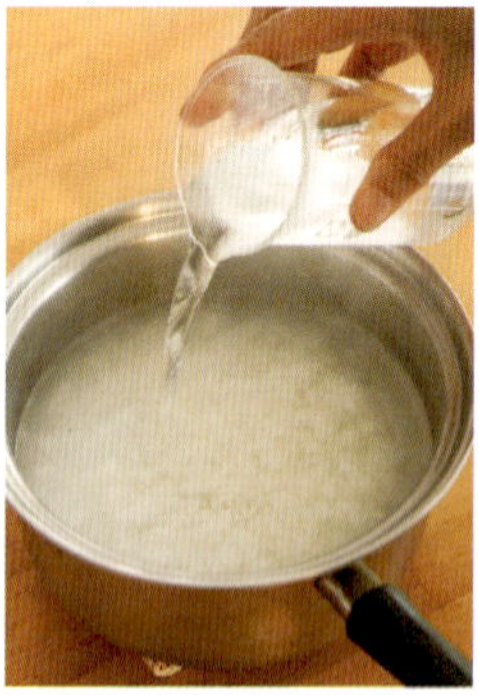

❸おかゆ状に炊きあがったら、水２００㎖を加えて80℃くらいに冷ます。

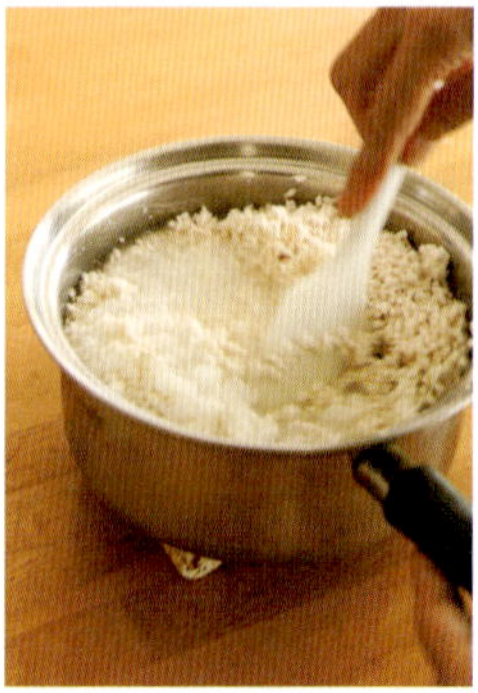

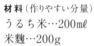

❹鍋に❶の麹を加え、冷めないうちに全体を混ぜ、蓋をする。鍋をバスタオルで巻き4時間保温する。

養生茶のポイント

ハーブティーなど、葉を使うものは蒸らすのが基本。黒豆茶のようにかたいものは、弱火で煮出します。

●蒸らす

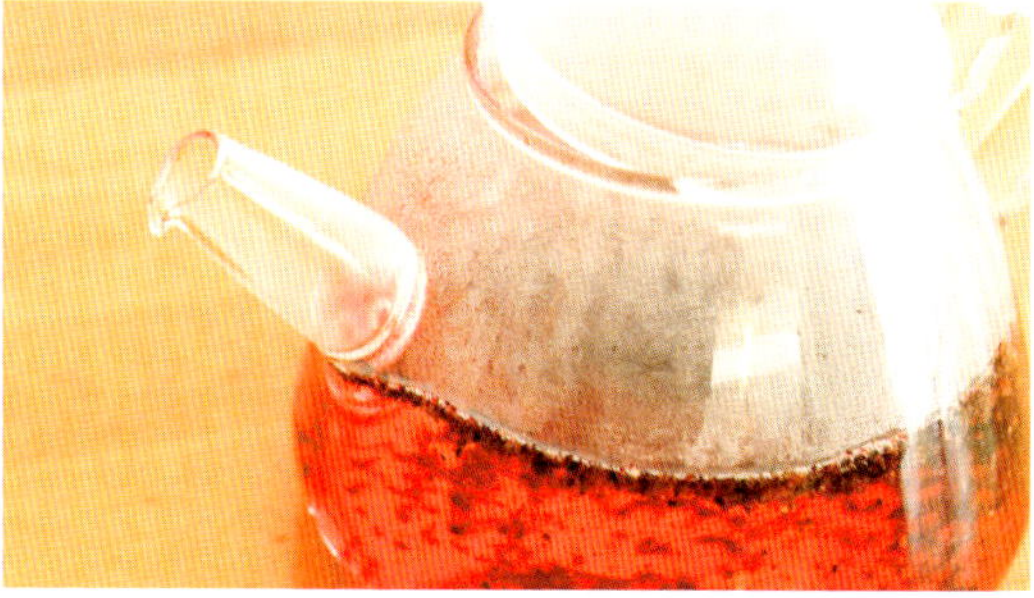

ハーブティーなどは熱湯を注いで5分以上蒸らす。

●炒る

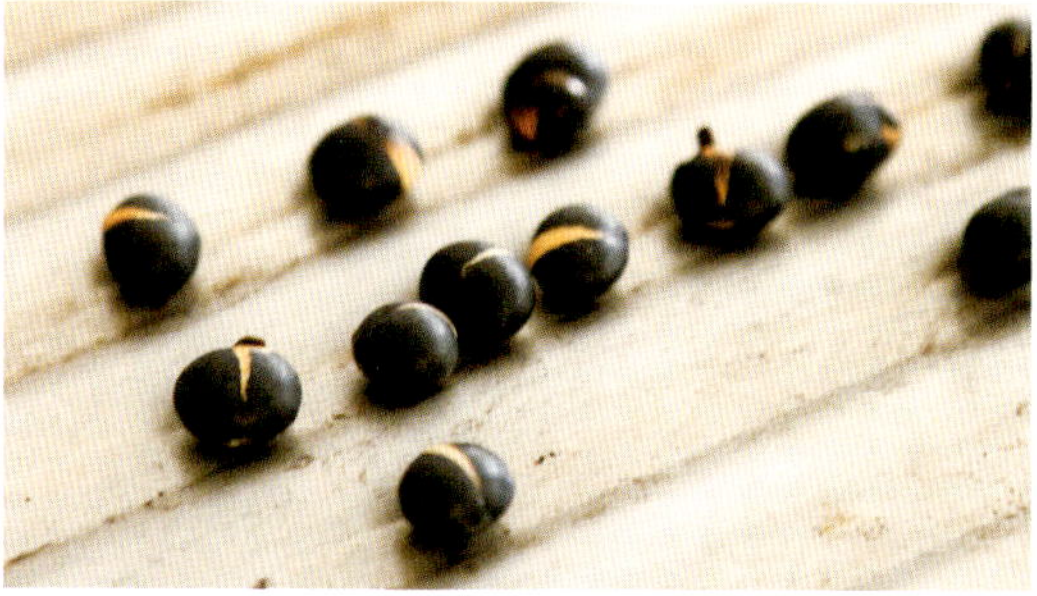

豆類は皮がはぜるまでオーブントースターで加熱する。

●煮出す

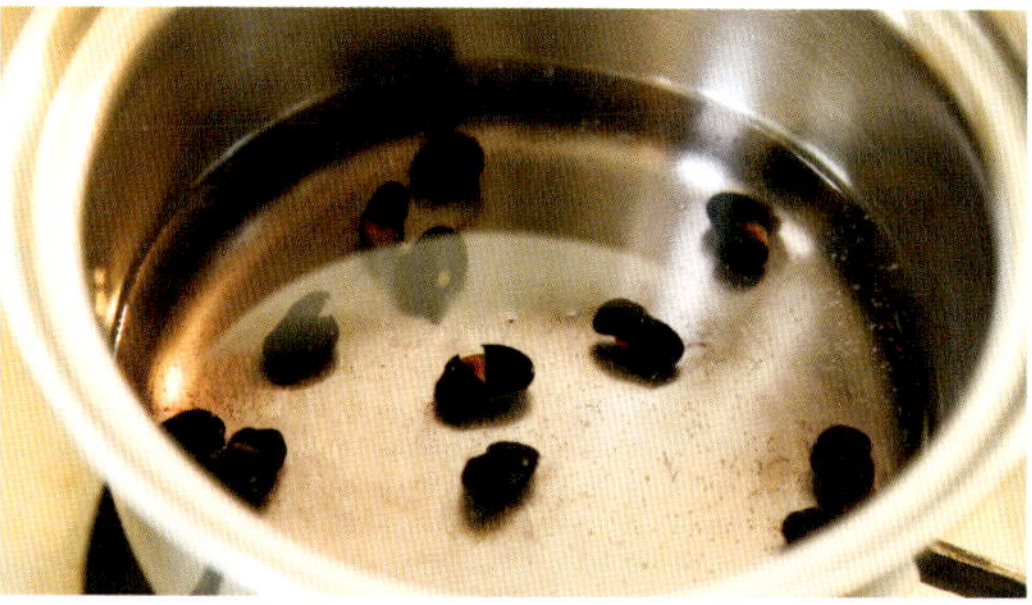

かたい材料は、鍋ややかんに入れて弱火で5〜10分煮出す。

●携帯する

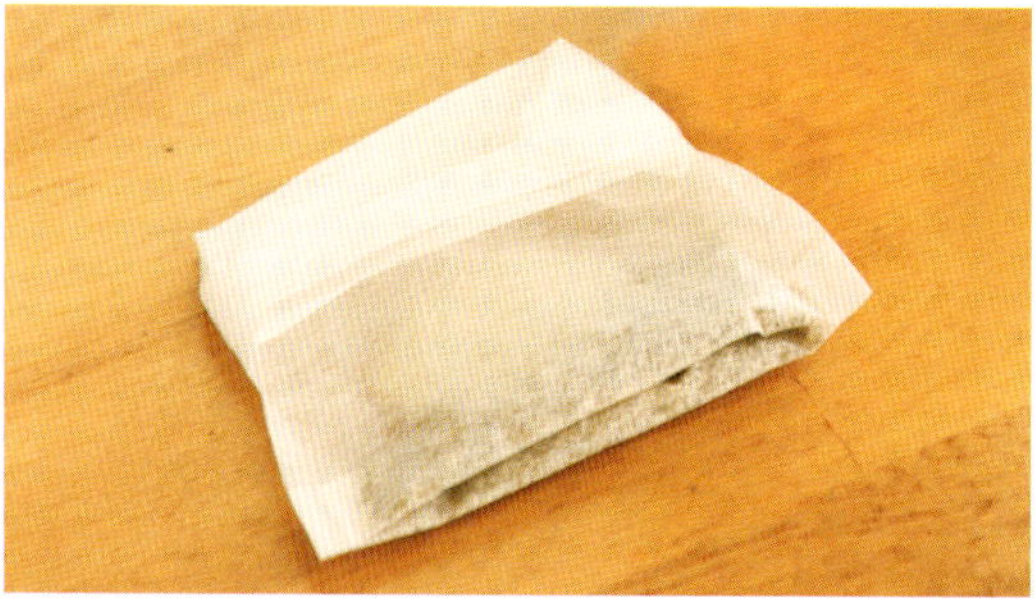

茶葉などをお茶パックに入れておけば外でも手軽に飲める。

ちょっと不調を感じたときのスープとドリンク
10の症状別レシピ

こんな不調をスープで改善しましょう

このレシピは「薬食同源」に基づいた薬膳です

東洋医学には、食物は生薬同様に体をととのえる力を持つという「薬食同源」思想があります。

薬食同源とは、古代中国で食医* が健康を担っていた時代からの「病気のときになにをどう食べたら好転するか」という膨大な記録の積み重ねをもとに、食材の作用を考え、健康に役立てようとするものです。

たとえば、体を冷やし、余分な熱を除く作用を寒涼性、逆に温める力は温熱性と呼び、食物の持つさまざまな機能や効能を、治療の過程から判断しています。

*食医―― 紀元前1000年頃の中国で、皇帝の病を防ぐために、日々の食事により健康を管理するものとして設けられた官位。もっとも高位とされた医療職。

ゆっくりと体調をととのえるレシピです

日々わたしたちの活動を支える食物には、薬のような峻烈な作用はありません。

病気を魔法のように治す食材も、残念ながら存在しません。

でも、長い偏食が不健康を招くことを考えれば、体に合った食物なら、ゆっくりと体をととのえる助けをしてくれそうだと思いませんか？

具だくさんのスープです

スープは具だくさんで、ご飯やパンなどを添えれば、昼や夜の献立としても十分です。

ポタージュは朝食や夜食など、軽くすませたいときや副菜に利用してください。

お茶やおやつ時間の仲間に入れていただきたいドリンクもご紹介しました。

まとめ作りで5日間続けると効果が増します

病気ではない不調は、体がほんの少し揺らいだ状態です。

ご紹介するのは、薬膳の理論をもとにした、揺らぎを小さくする助けとなるスープです。

食材の作用はとても穏やかなので、できれば５日ほど続けて食べていただきたく、５杯分をまとめ作りするレシピにしています。

苦手なものは好きな食材に代えてください

不調の原因は多岐にわたります。

人の体は百人百様で、季節によっても移ろいます。

苦手なものを無理に食べるのではなく、旬の食材や手に入りやすいものに代え、おいしく食べることがいちばんです。

各項には、薬膳で考えるさまざまな原因や、おすすめの食材を記しました。

これを参考に、好きな食材を選んでください。

この本の使い方
○調味料をはかる計量スプーンは大さじ＝15mℓ、小さじ＝５mℓです。
○野菜は特に表記がないばあいでも、洗う、皮をむく、へたや種を取るなど、必要に応じて下処理をしてください。
○植物油はサラダ油、米油、オリーブ油、ナタネ油など、好みのものを使ってください。塩は粗塩を使ってください。
○火かげんは特に表記がないばあいは「中火」です。

◉冷え

冷えの原因を簡潔に言えば、体の持つ温める力の不足です。この力の源は食事ですから、きちんと食べることが基本です。温める力を補う温熱性の食材をとり入れることが強力なサポートになりますし、冷たいものや生ものをとりすぎないようにすることも大切です。

とり入れたものは、血流に乗せて体の隅々に届けないと働けません。きちんと消化してしっかり行き渡らせる循環力も重要になります。循環を滞らせる原因の一つがストレスです。ウツウツと元気がない、逆にイライラと気がはやる、そんなことも滞りの原因となり、消化の妨げにもなります。元気がない方は疲労感の項（p.28）のスープも参考にしてください。

スープ作りでおなじみのショウガやニンニク、タマネギは、体を温める食材です。肉や魚、色の濃い野菜も循環を導いてくれます。おいしいスープの香りやシソなどのハーブの香りはリラックスさせてくれ、循環力を取り戻す助けになります。

●この食材がおすすめ

温める

ショウガ、ニンニク、ネギ、ニラ、ヒラタケ、ラッキョウ、クルミ、鶏肉、羊肉、マグロ、エビ、サケ、イワシ、サバ、クローブ、シナモン、コショウ、トウガラシ、黒砂糖、赤ワインなど

循環力をアップさせる

ホウレンソウ、小松菜、ニンジン、タマネギ、ナバナ、カボチャ、ジャガイモ、ヤマイモ、パセリ、ミツバ、アサツキ、キンカン、甘酒、酒粕など

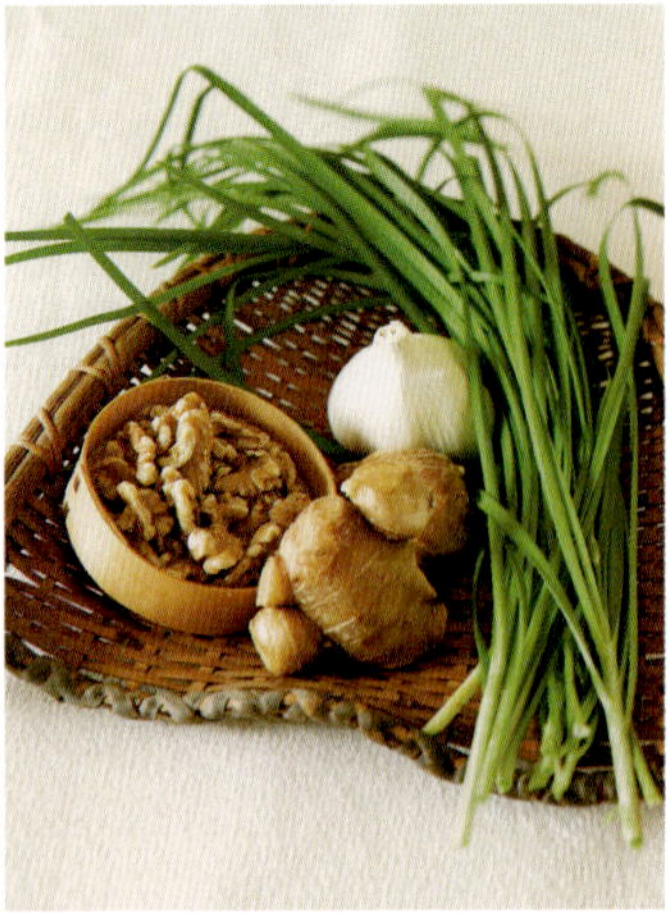

ニラは陽起草《ヨウキソウ》とも呼ばれ、体を温める食材。ショウガやニンニクは生薬でもあり、温め、巡らせる力を助けてくれます。クルミは温めて元気をくれるナッツです。

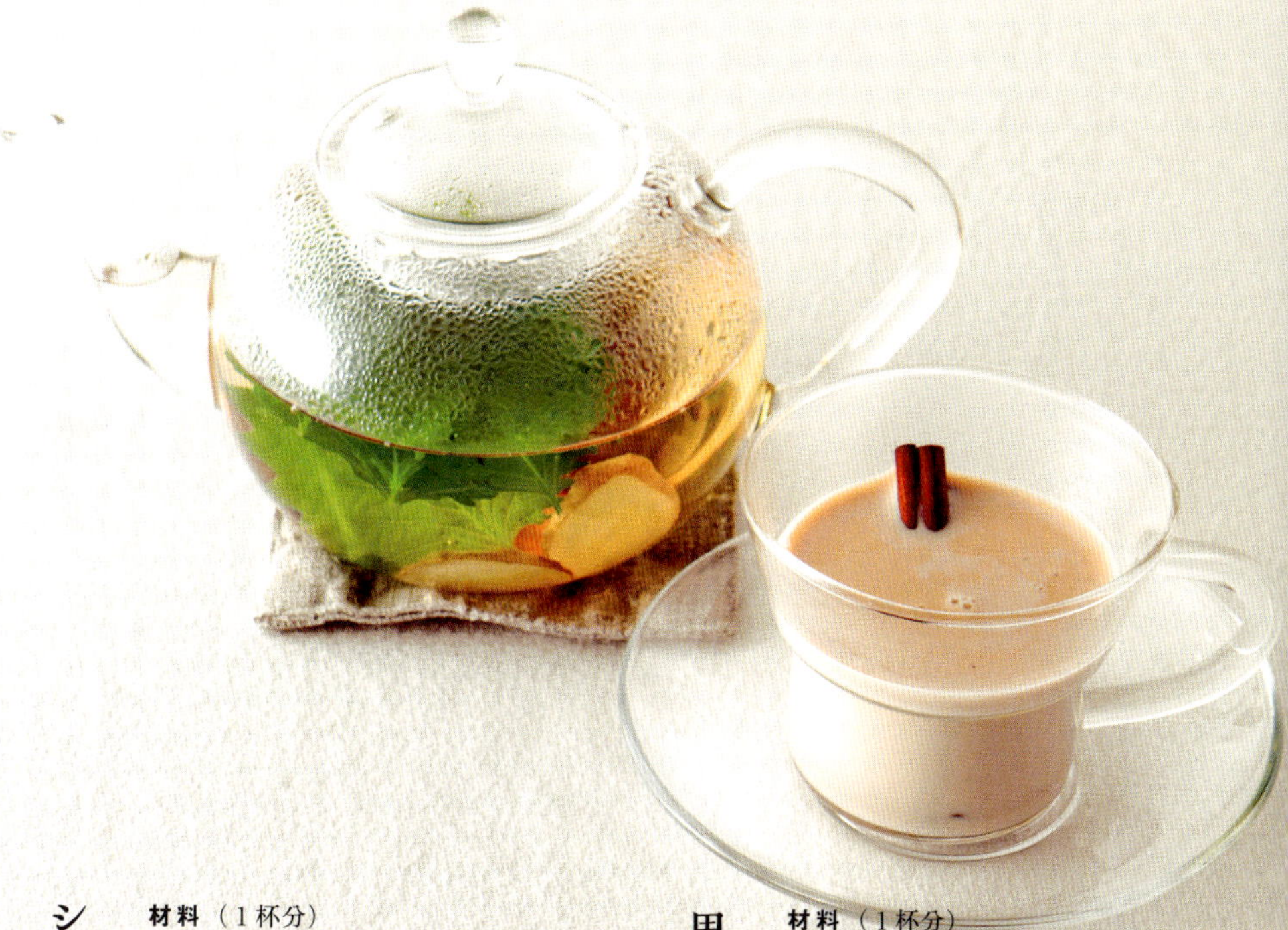

シソ黒糖茶（左）

材料（１杯分）

青ジソ…４枚
ショウガ（薄切り）…２枚
黒糖…小さじ１

作り方

❶カップまたはポットに材料すべてを入れ、熱湯200mℓを注ぎ、５分蒸らす。

＊シソの香りは消化を促し、腹部の冷えを和らげてくれます。

黒糖チャイ（右）

材料（１杯分）

紅茶…小さじ２
牛乳…200mℓ
シナモンスティック…1/2本
クローブ…２本
黒糖…適量

作り方

❶鍋に紅茶を入れて熱湯大さじ１を注ぎ、１分蒸らして茶葉を開く。
❷牛乳とスパイスを加えて混ぜ、弱火で煮たつ直前までゆっくり温める。
❸濾してカップに入れ、好みで黒糖を加える。

＊紅茶は体を温め、リラクゼーション効果もあります。牛乳たっぷりのチャイは疲労回復にも有効です。

鶏肉とカブの粕汁

冷えて疲れがたまっているときは、疲労回復に役立つイミダゾールジペプチドが豊富な鶏むね肉が効果的。水溶性の成分なので、スープにすれば余すことなく食べられます。

材料（5杯分）

鶏むね肉…1枚（300g）
カブ1把…5個（400g）
カブの葉（あれば）…50g
長ネギ…1本
ショウガ…1かけ（10g）
かつおだし…600mℓ
酒粕…50g
みそ…大さじ2 1/2

作り方

❶鶏肉は一口大に切る。
❷カブは皮ごと6等分のくし形に切り、葉は1cm幅に刻む。
❸長ネギは小口切りにし、ショウガはみじん切りにする。
❹だし汁を煮たて、❶、❷、❸を加えて3分煮る。
❺酒粕は電子レンジ（600W）で30秒ほど温めてやわらかくして練り、❹の煮汁を少し加えてのばし、みそと共に加え、さらに4分煮る。

保存法と食べ方　p.06参照。七味トウガラシをふる。

＊カブはおなかの冷えに役立つ温性の食材。皮も薄くやわらかいので、皮ごと使います。
＊七味トウガラシに使われるスパイスはさまざまですが、ほとんどは温め、消化を促進する食材です。トウガラシは温め、巡らせる力は強いのですが、刺激が強いので、胃が弱い方や疲れているときは避けてください。
＊酒粕は手足の冷えが気になる方に効果的な食材です。さまざまな種類がありますが、板粕がいちばんアルコール含有量が少なく、慣れない方には使いやすいでしょう。みそだけで仕込み、温めるときにp.10の酒粕ペーストを大さじ1/2ほど溶き入れるのもおすすめです。

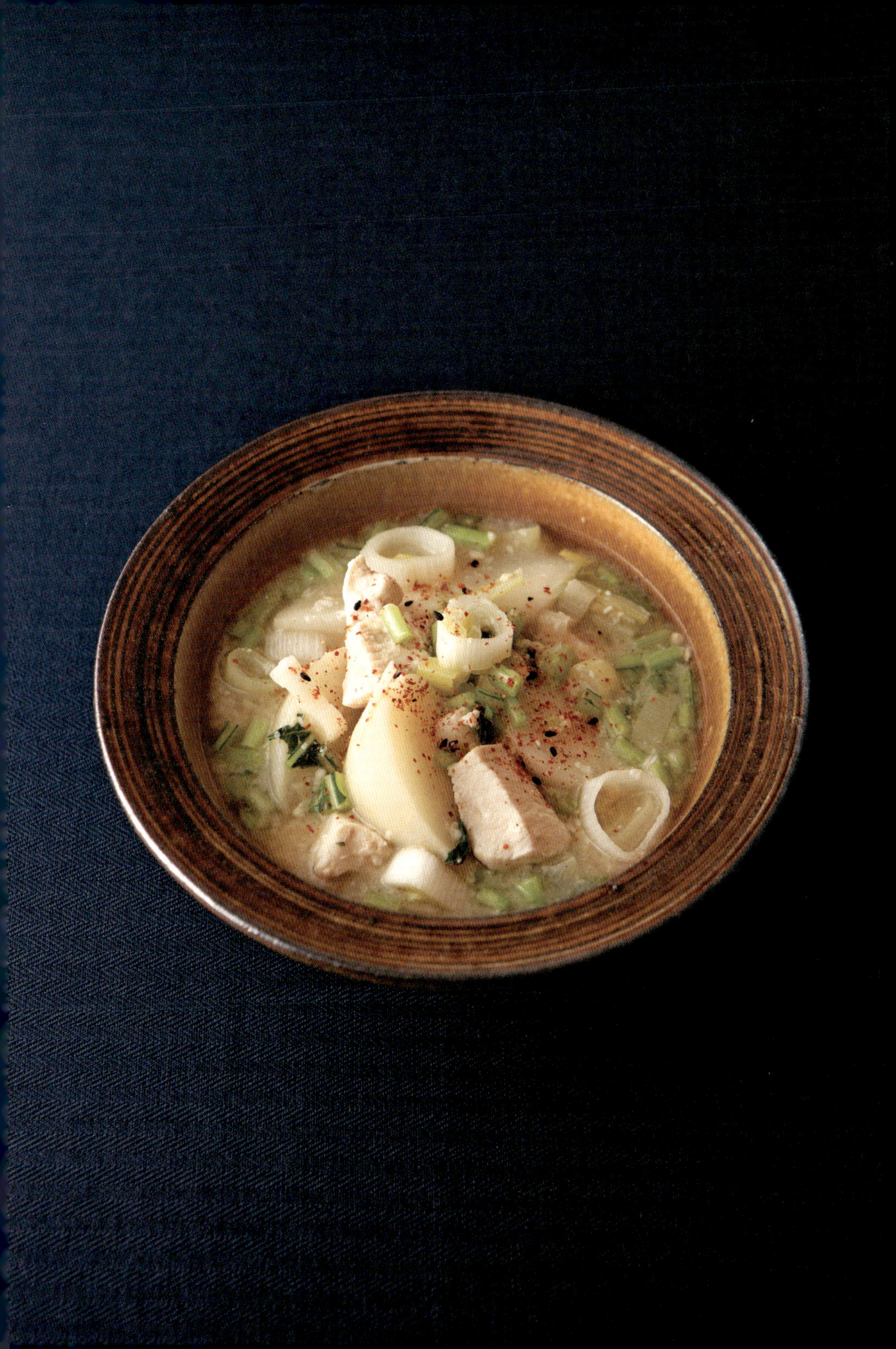

エビとナガイモのスープ

エビやナガイモと相性がいいクローブは、温める力をもつ生薬のひとつ。冷えによる腹痛や生理痛にも効果があります。香りが苦手でなければ、食べるときにクローブを１本加えて温めて、香りも楽しみながら食べると効果的です。

材料（５杯分）

むきエビ…300g
タマネギ…１個（150g）
ニンニク…１かけ
ヒラタケ…１パック（100g）
ナガイモ…300g
A
　白ワイン…大さじ２
　ローリエ…１枚
　クローブ…３本
　コンソメ顆粒…小さじ１
　塩・コショウ…各少々
オリーブ油…大さじ２

作り方

❶エビは背に切り目を入れて背わたを取り除く。
❷タマネギ、ニンニクはみじん切りにする。ヒラタケは小房にほぐして食べやすい大きさに切り、ナガイモはきれいに洗って皮ごといちょう切りにする。
❸油半量を熱してエビをさっと炒めて一度取り出し、残りの油を熱してタマネギとニンニクを炒める。
❹しんなりしたら水600mℓ、Aを加える。煮たったら５分煮て、エビを戻し入れて３分煮る。

保存法と食べ方　p.06参照。パセリのみじん切りをちらす。

＊パセリは血行と消化を促進する働きがありますが、大切なのはその香り。まとめてみじん切りにして冷凍または冷蔵保存し、食べるときにふりかけるか、p.11を参照してパセリオイルやハーブペーストにしてトッピングするのがおすすめです。
＊エビは海産物の中でも体を温める食材の代表格です。代わりに鶏肉を使っても温め効果のある一皿になります。

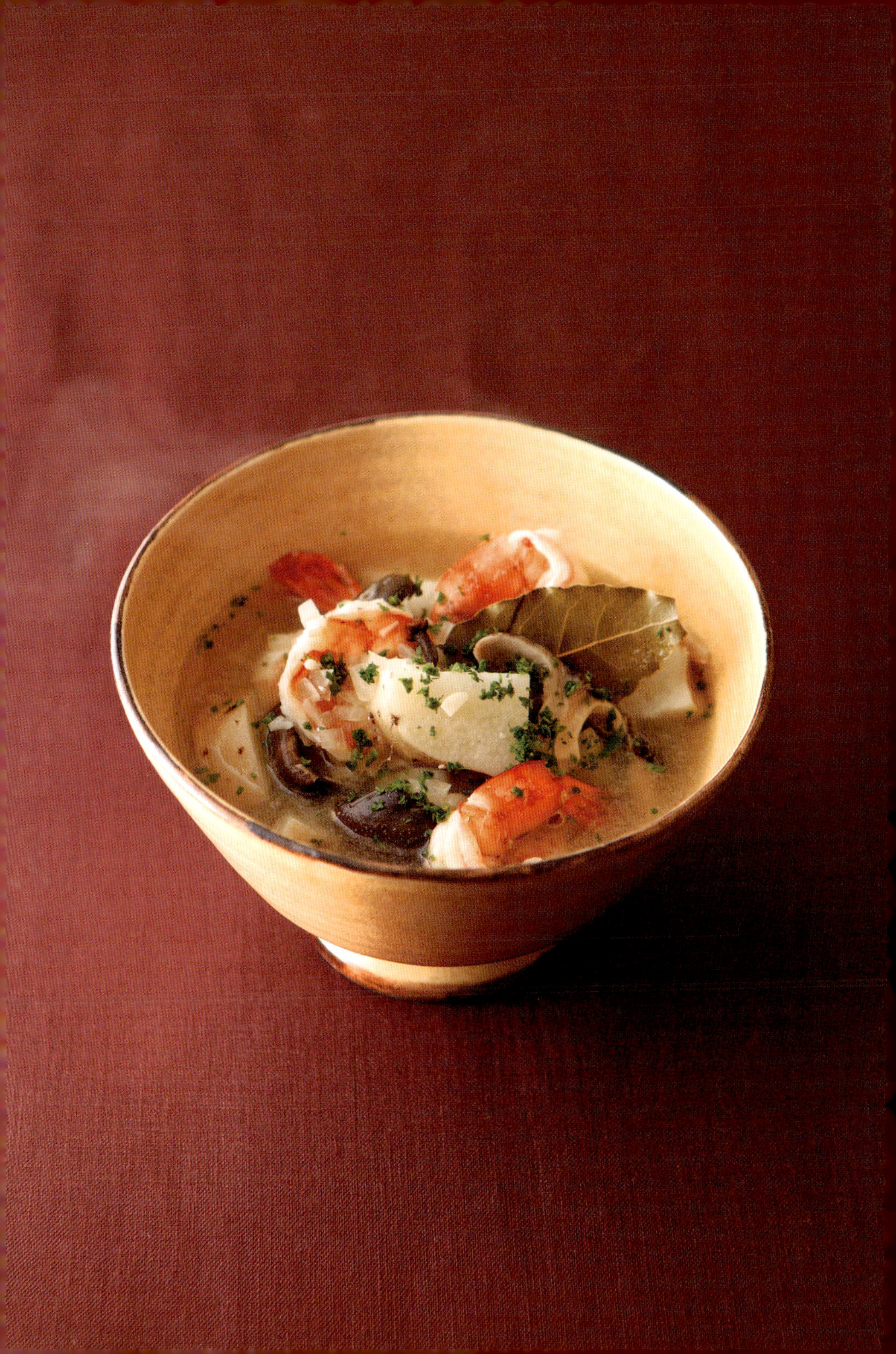

ラムカレースープ

ラムは温める力の強い肉で、冬場の冷え性に効果的です。ホウレンソウは血を増やす働きをしますが、やや体を冷やす涼性食材なので、おなかの冷えが強い方は小松菜で作ってください。

材料（５杯分）

ラム薄切り肉…300g
タマネギ…１個（150g）
ニンニク…１かけ
ジャガイモ…３個（250g）
ホウレンソウ…300g
カレー粉…大さじ２
A
　しょうゆ…小さじ１
　塩…小さじ1/2
　トマトケチャップ…大さじ３
　白ワイン…大さじ１
　コンソメ顆粒…小さじ1/2
植物油…大さじ１

作り方

❶ラムは一口大に切り、タマネギ、ニンニクはみじん切りにする。ジャガイモは1.5cm角に切る。
❷ホウレンソウはさっとゆでて３cm幅に刻む。
❸油を熱してラムを炒め、色が変わったらタマネギとニンニクを加えて炒める。
❹しんなりしたらカレー粉をふり入れて全体に混ぜ、水600mℓ、Aを加える。煮たったらジャガイモを加え、弱めの中火で７分煮る。
❺ホウレンソウを加えてひと煮する。

保存法と食べ方　p.o6参照。ごはんとラッキョウを添えてもよい。

＊体を温める温性食材である黒米。大さじ３程度を米２合に混ぜて炊いて添えると、温め効果はいっそうアップします。
＊カレーにつきもののラッキョウは薤白（ガイハク）という生薬であり、温性食材です。胸やおなか部分の巡りを温めながら回復するのを助けてくれます。

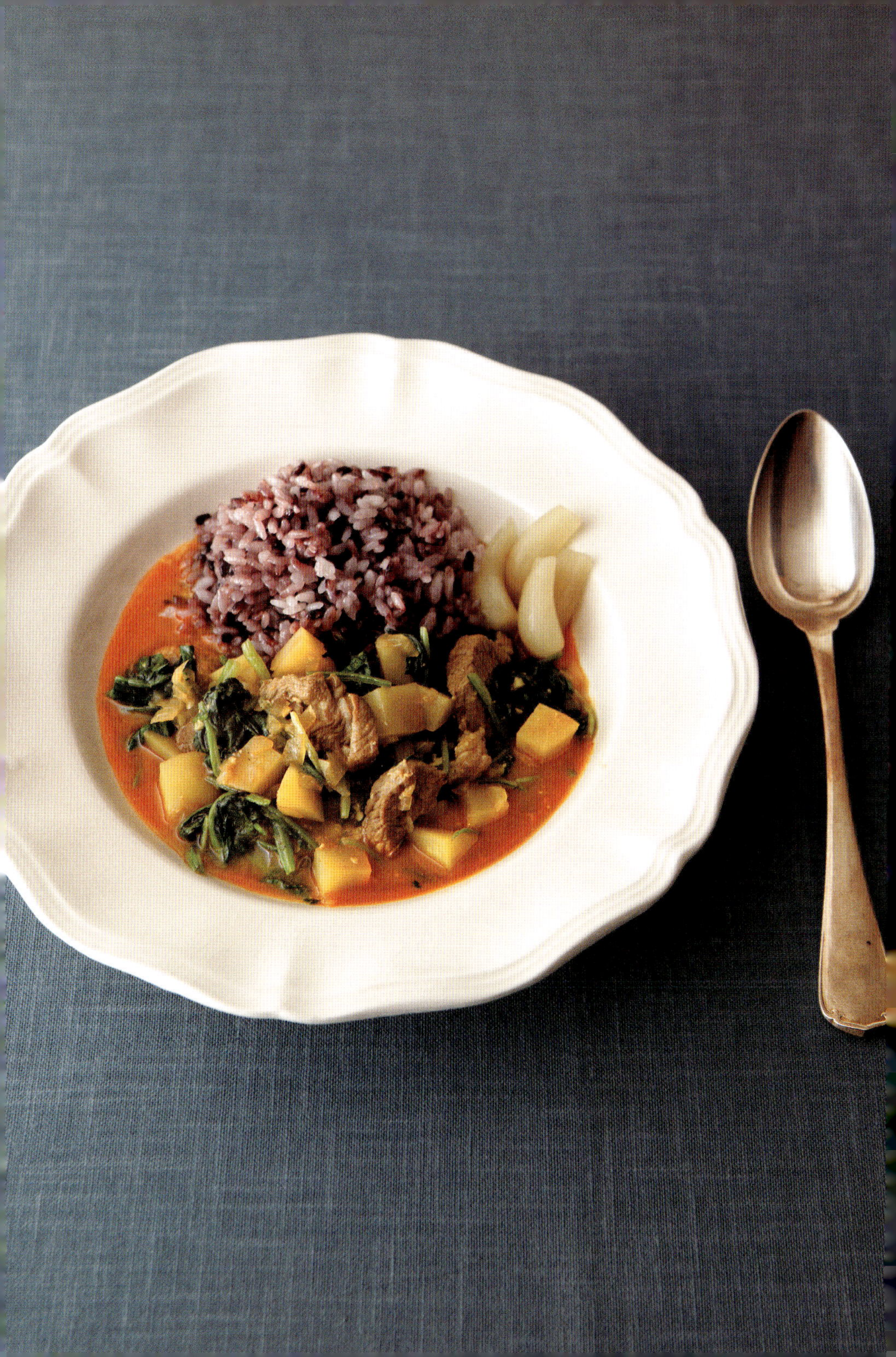

ミート赤ワインスープ

赤ワインは体を温めてリラックスさせ、巡りを改善するのに役立ちます。アルコールが苦手であれば、作り方❸で赤ワインを先に加えて3分ほど煮詰め、アルコールをほどよくとばします。

材料（5杯分）

合いびき…肉400g
タマネギ…大1個（200g）
ニンニク…1かけ
ショウガ（薄切り）
　…1枚（5g）
マッシュルーム
　…2パック（200g）
A
　赤ワイン…100mℓ
　オイスターソース
　　（またはウスターソース）
　　…大さじ1
　コンソメ顆粒…小さじ1/2
　ローリエ…1枚
　ナツメグ…少々
植物油…大さじ2

作り方

❶タマネギ、ニンニク、ショウガはみじん切りにする。マッシュルームは縦6等分に切る。
❷油を熱してひき肉を炒める。ポロポロになったら❶を加えてじっくり炒める。
❸A、水500mℓを加え、煮たったら弱めの中火にし、7分煮る。

保存法と食べ方　p.06参照。細ネギの小口切りをちらす。

＊スープの材料としておなじみのタマネギ、ニンニク、ショウガはすべて温め力の強い食材。特に乾燥させたショウガは生姜（ショウキョウ）という名の生薬でもあり、冷え性改善には欠かせません。
＊マッシュルームは胃の働きを助け、消化促進に役立ちます。
＊スパイスとしておなじみのナツメグは肉豆冦（ニクズク）という名で、おなかの冷えに役立つ生薬です。

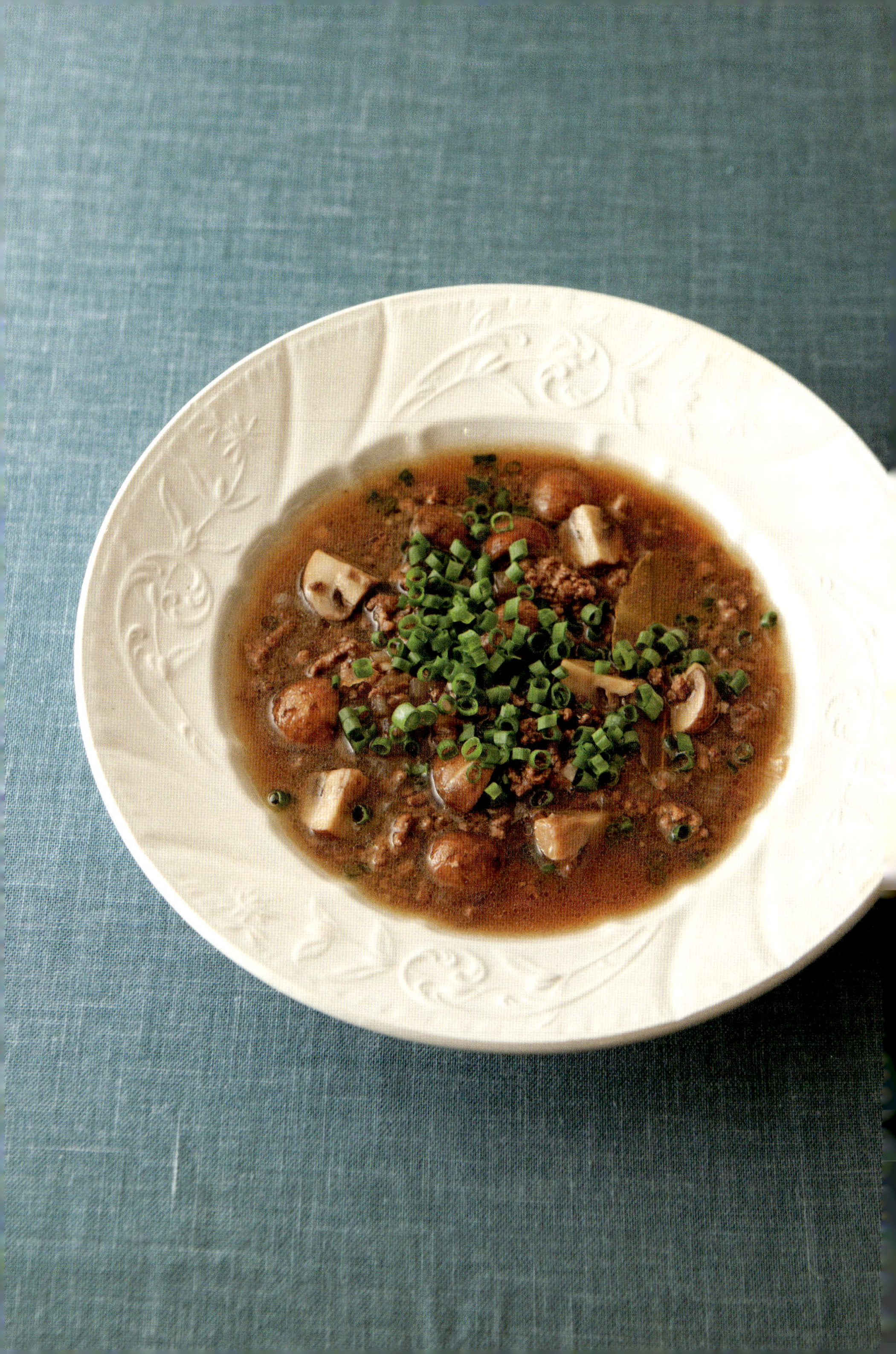

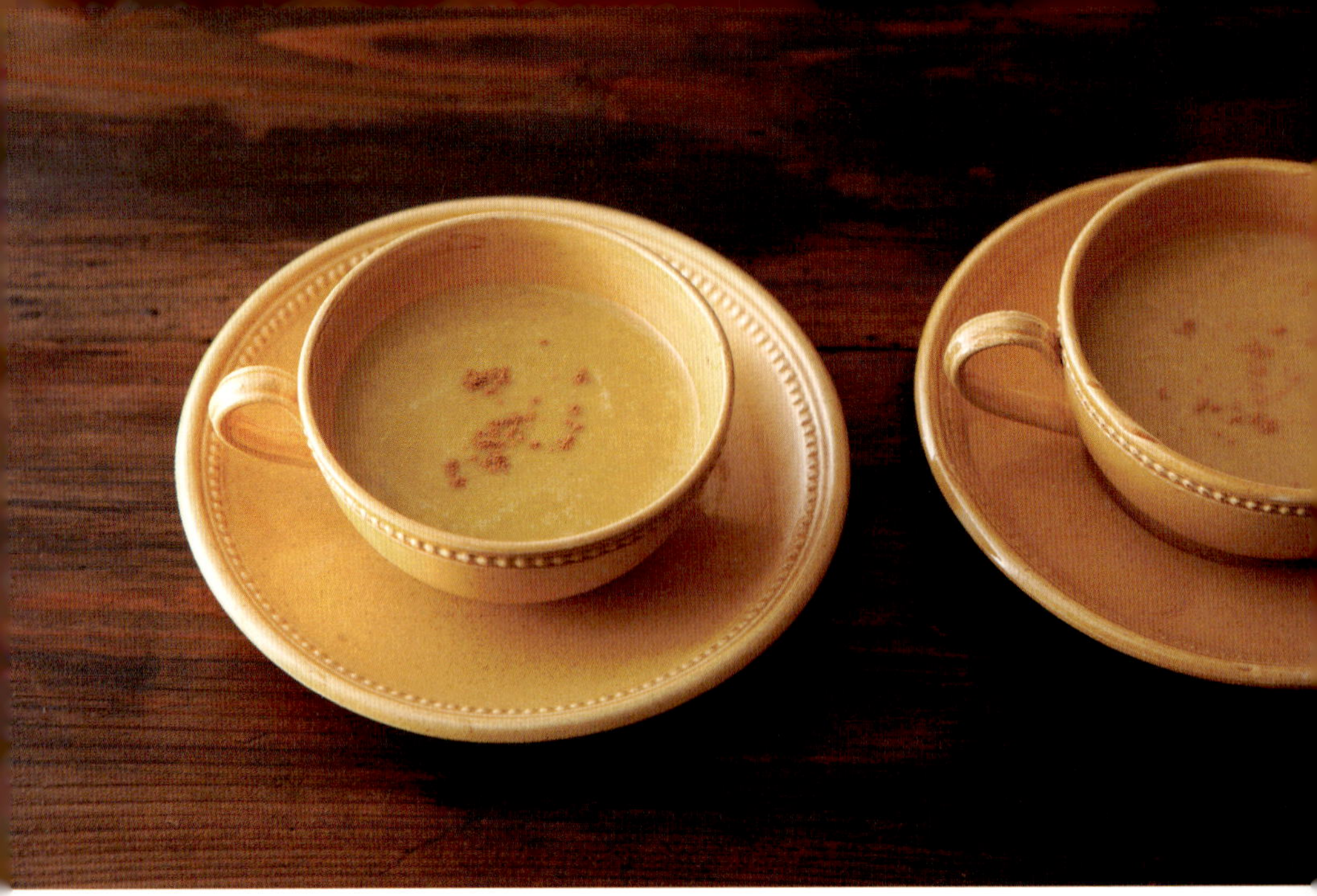

カボチャとショウガのポタージュ

材料（５杯分）

タマネギ…150g
ショウガ…50g
カボチャ…600g
クルミ…50g
チキンスープ（または水）
…200mℓ
塩…小さじ１

作り方

❶タマネギはざく切りにし、ショウガは繊維を断ち切るように薄切りにする。カボチャは種とわたを除き、皮の傷をそぎ落として皮ごと２㎝角に切る。クルミはざく切りにする。

❷鍋に入れ、ざっと混ぜてチキンスープを注ぎ、火にかける。煮たったらざっくりと混ぜ、蓋をして弱火で15分煮る。

❸フードプロセッサーかミキサーで滑らかなペーストにし、清潔な保存容器で冷蔵保存する（p.07参照）。

食べ方　ペースト150mℓ強（約190g）を100mℓの牛乳またはチキンスープ（p.08参照）でのばし、温める。温め力の強いシナモンまたはクローブをひとふりする。

＊足腰の冷えが強い方は、市販の酒粕甘酒でのばすか、p.10の酒粕ペースト大さじ1/2を溶かすのも効果的です。

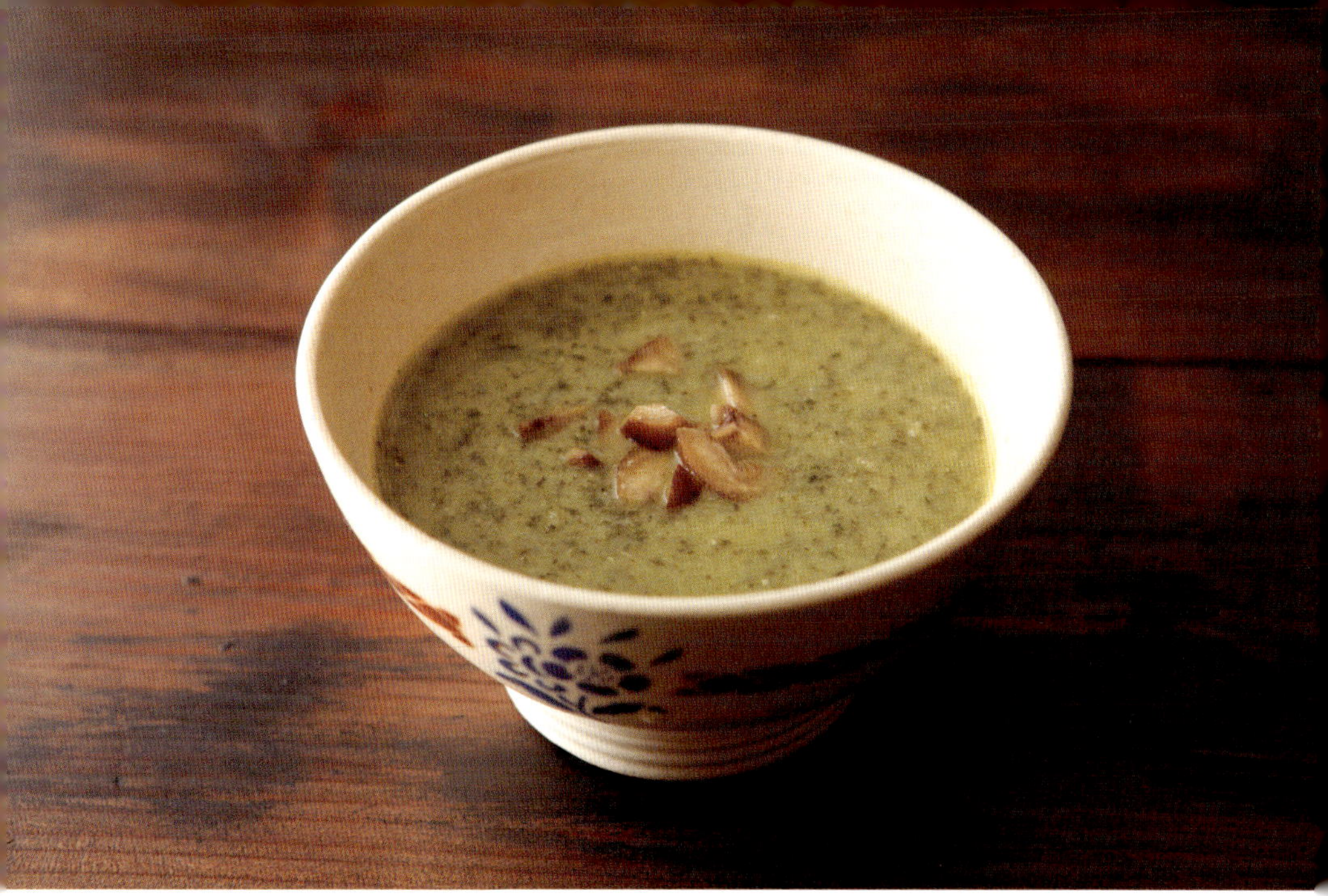

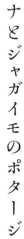

ナバナとジャガイモのポタージュ

材料（５杯分）

タマネギ…150g
ジャガイモ…300g
ナバナ（またはケール）
…250g
ツナ缶…小１缶（70g）
水…200g
塩…小さじ1/2

作り方

❶タマネギはざく切りにし、ジャガイモは２㎝角に切る。ナバナはざく切りにする。
❷鍋に❶を入れ、ツナを缶汁ごと加えてざっと混ぜ、水、塩を加え、火にかける。
❸煮たったらざっくりと混ぜ、蓋をして15分蒸し煮にする。
❹フードプロセッサーかミキサーで滑らかなペーストにし、清潔な容器で冷蔵保存する（p.07参照）。

食べ方　ペースト150㎖をだし汁（p.09参照）または牛乳100㎖でのばし、温める。刻んだ甘栗をトッピングする。

＊市販の焼き栗や甘栗を刻んだトッピングがおすすめ。腹部や腰の冷えの解消に役立ちます。
おなかの冷えが気になる方はみそ小さじ１で味を調え、栗と組み合わせてどうぞ。

◉疲労感

疲労には、肉体の疲労と精神的な疲労という二つの側面がありますが、どちらか片方だけということはほとんどなく、両面が絡み合い「疲れが抜けない」という状況を生み出します。

疲労は体質的に弱い部分をいっそう弱める傾向にあります。体力がなかったり肉体疲労の激しい方は肉や魚、卵などの体を作る食材や、穀類やイモなど元気を補う食材が役立ちます。しかし、過労で消化機能が減退している場合は、食べるという行為でも疲労が増します。食欲がないときや夜遅くなったときなどはスープの汁だけを飲み、食べる元気が出てきたら具材を食べるなど、体調に合わせた食べ方を工夫するとよいでしょう。

ストレスを感じているならリラックス効果のある食材や循環をサポートする食材、イライラしたり、ソワソワして落ち着かないなら血液を造り、潤す食材を積極的にとり入れましょう。消化能力を十分に発揮するためにも、ゆったりくつろいで食事を楽しむことを心がけましょう。

●この食材がおすすめ

元気を補う
肉、魚介類、卵、イモ類、大豆、玄米、栗など

血液や循環をサポートする
レバー、青背魚、ニンジン、カボチャ、ホウレンソウ、チンゲンサイ、ナバナ、ニラ、カブ、イモ類、シメジ、パセリ、ショウガ、ネギなど

リラックスに役立つ
トマト、タマネギ、ピーマン、好みのハーブ、ユズ、オレンジ、アーモンド、ココア、甘酒、紅茶、ワインなど

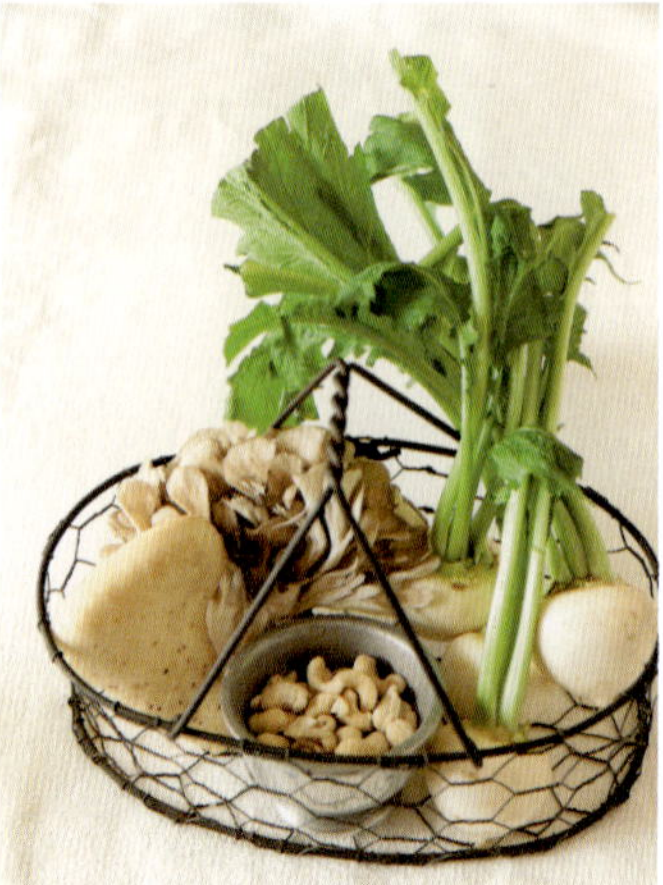

カブはおなかを温め、消化を助けて疲労回復に役立ちます。カシューナッツはミネラルやビタミンが豊富で代謝をアップしてくれます。ヤマイモは消化を助け、潤いと元気を生み出します。マイタケは体の抵抗力を高める抗酸化物質を豊富に含みます。

マーマレードショコラ（左）

材料（1杯分）
ココア…大さじ1/2
牛乳…150mℓ
マーマレード…大さじ2

作り方
❶鍋にココアを入れ、熱湯大さじ1～2杯を加えて溶かし、牛乳を注ぎ、混ぜながら火にかけ、ひと煮たちさせる。
❷マーマレードを加えて混ぜる。

＊リラックス効果のあるGABA（ギャバ）が豊富なココアとオレンジの香りの組み合わせです。

ヨーグルト甘酒（右）

材料（1杯分）
麹甘酒（市販品・ドリンクタイプに希釈されたもの）…150mℓ
プレーンヨーグルト…50mℓ

作り方
❶材料を滑らかに混ぜる。

＊腸内環境を整えながら、すぐにパワーをくれる組み合わせです。
＊手作りの麹甘酒（p.12）を2倍に薄めて使ってもおいしくできます。

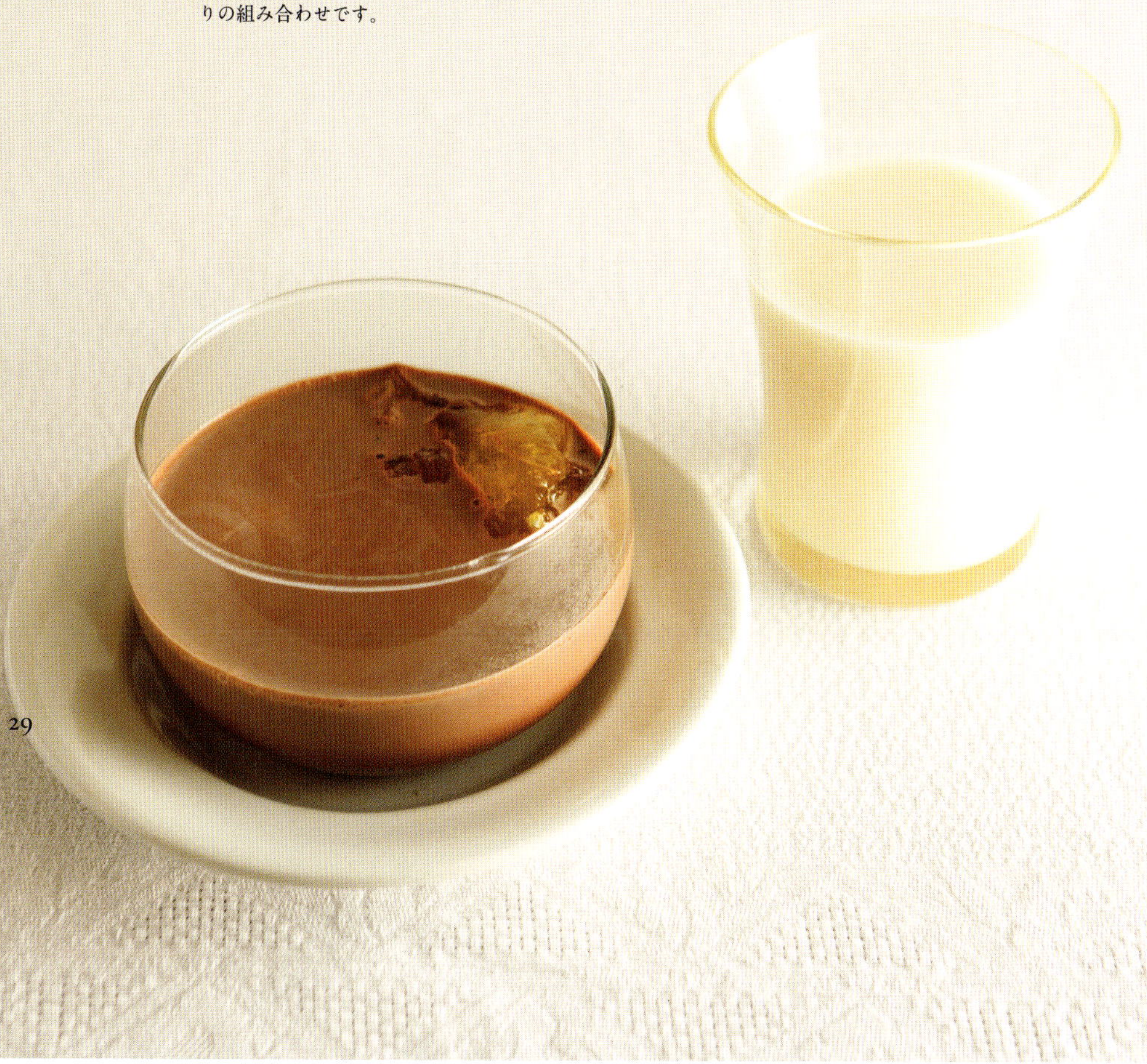

豚肉とシメジのトマトスープ

体を潤す力が強いスープです。渇きぎみで、イライラ、ソワソワと落ち着かない疲れ方をしている人向きです。このタイプの方には「乾燥」の項（p.130）のスープも役に立ちますので、参考にしてください。

材料（５杯分）
豚こま切れ肉…300g
タマネギ…１個（150g）
シメジ…大１パック（150g）
アンチョビフィレ
…３～４枚（10g）
トマトの水煮缶
（あればカットタイプ）
…１缶（400g）
A
ローリエ…１枚
白ワイン…大さじ１
コンソメ顆粒…小さじ1/2
塩…小さじ1/2
植物油…大さじ１

作り方
❶豚肉は一口大に切り、タマネギはみじん切りにする。シメジは１cm幅に刻む。
❷油を熱して豚肉とアンチョビを炒め、色が変わったらタマネギ、シメジを加えてしんなりするまで炒める。
❸トマト缶、A、水400mℓを加え、煮たったら弱めの中火にし、蓋を１cmほどずらしてかけ、７分煮る。

保存法と食べ方　p.06参照。指でひねってつぶした白ゴマをふる。

＊煮こみ料理に多く使われるローリエは消化促進に働くハーブであり、月桂葉と呼ばれる体を温める温性の生薬のひとつです。長く置くと苦みが出ることがあるので、保存の際は取り除くことをおすすめします。

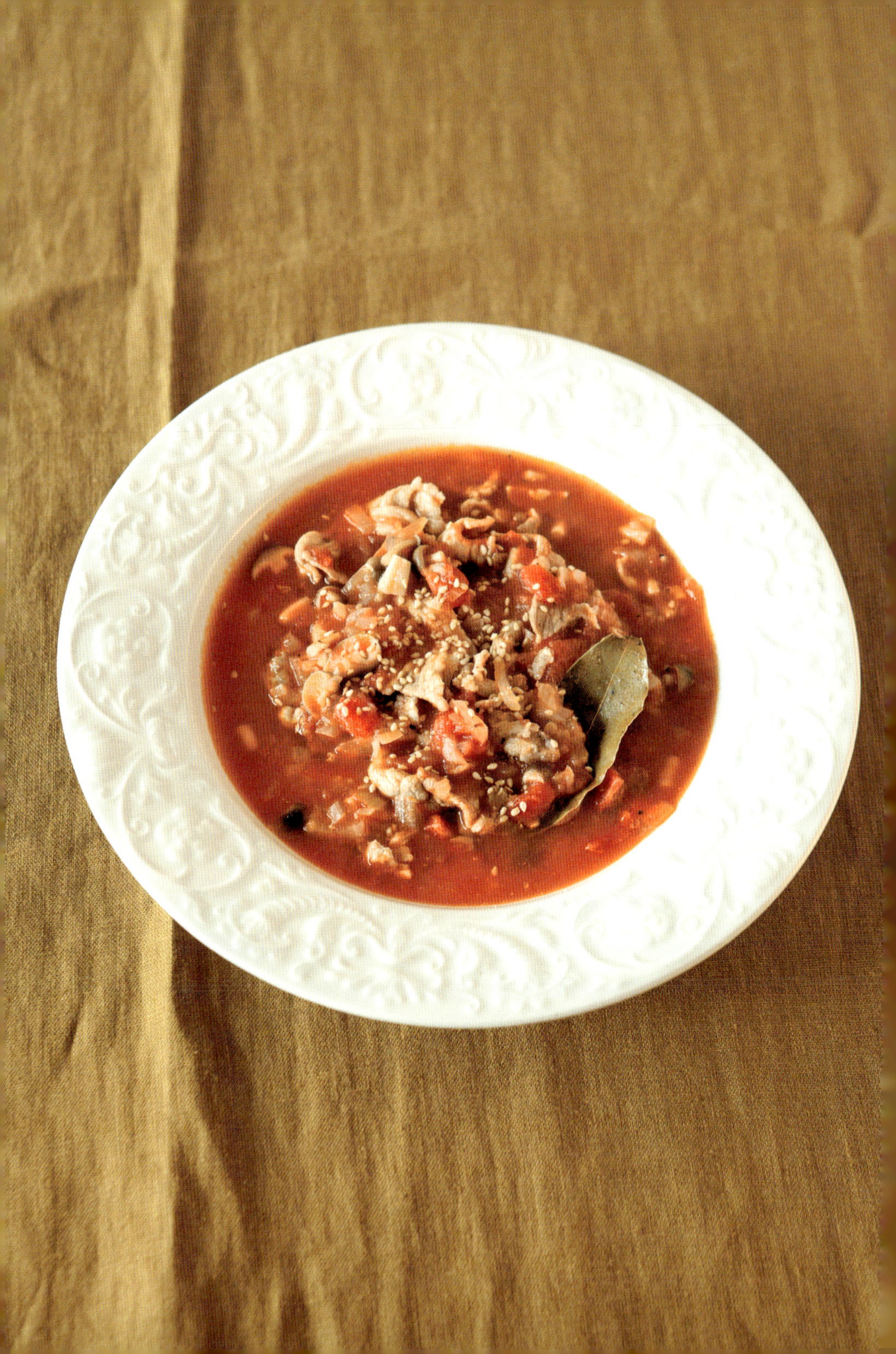

キャベツとカボチャのスープ

疲労がおなかに来る方は、肉や魚が負担になる場合もあります。そんなときは、野菜だけをクタクタに煮たスープがぴったり。回復を助けるためにチキンスープ（p.08）で煮こむのがおすすめです。

材料（５杯分）
キャベツ…300g
ニンジン…小１本（100g）
タマネギ…１個（150g）
カボチャ…300g
A
　チキンスープ…600㎖
　白ワイン…大さじ１
　塩…小さじ１

作り方
❶キャベツ、ニンジンは細切り、タマネギは薄切り、カボチャは７㎜厚さのくし形に切る。
❷鍋に❶を入れ、Aを注いで、火にかける。煮たったら蓋をして弱火で20分煮る。

保存法と食べ方　p.06参照。トッピングはフェンネルオイル（下記参照）。

＊疲れた胃腸に負担がかからないよう、やわらかく仕上げたいので、少し長めに煮こみます。
＊フェンネルは茴香（ウイキョウ）という名の生薬で胃痛や食欲不振などに用いられます。お玉にフェンネルひとつまみとオリーブ油大さじ1/2を入れて弱火で熱し、パチッとはじけたら熱々をスープの上からかけて、香りを楽しみながら召しあがってください。

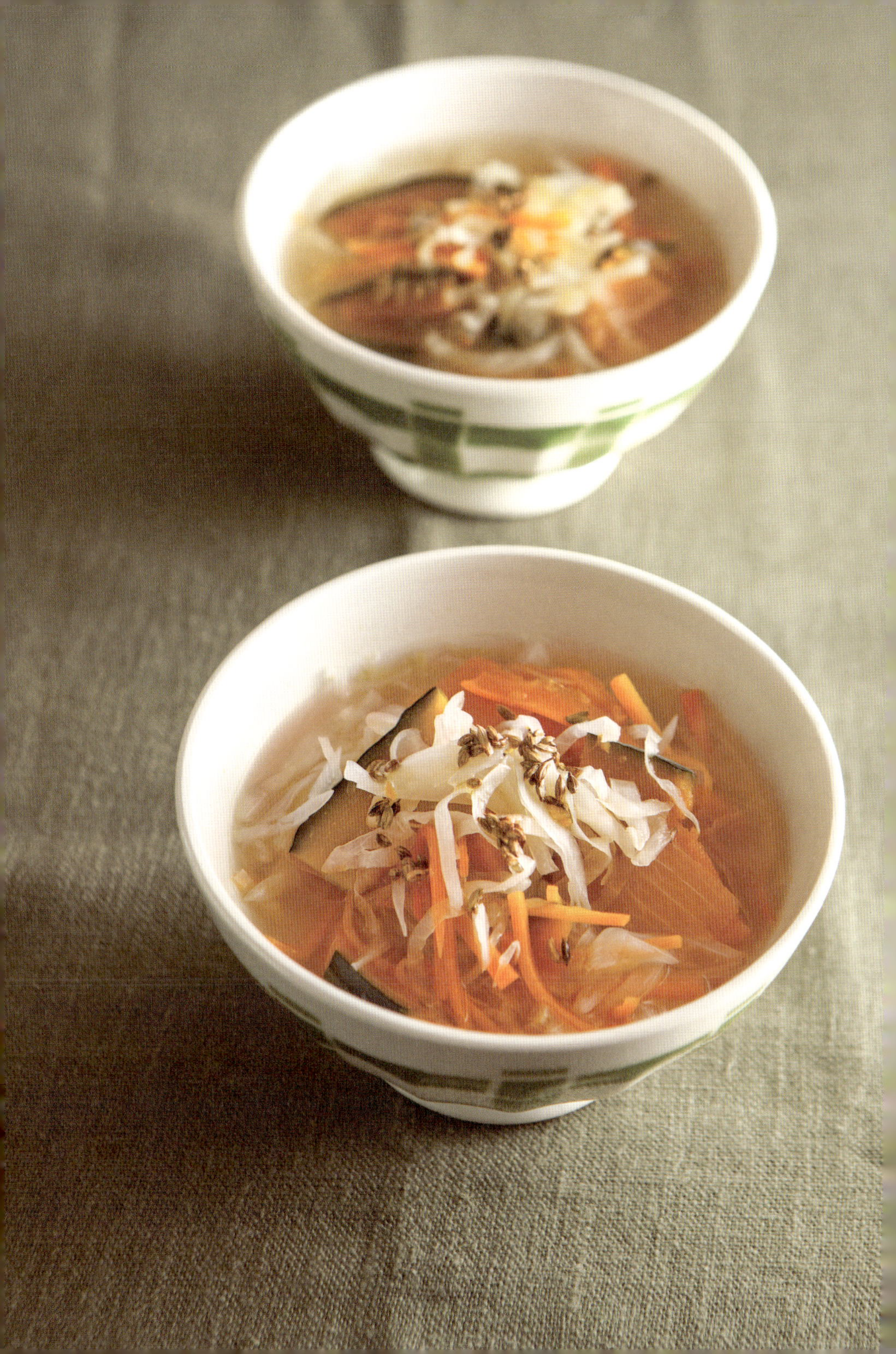

骨付き鶏肉と玄米のスープ

消化機能が落ちている場合は、手羽先は5分ほど下ゆでし、余分な脂を取り除いてから使います。鶏むね肉を使うのもおすすめです。玄米は軽く焼いてから加えると、消化しやすい状態に煮あがります。

材料（5杯分）

鶏手羽先（またはチキンリブ）
…400g

干しシイタケ
（香信またはカットタイプ）
…4枚（10g）

玄米（普通に炊けるタイプ）
…100mℓ

ショウガ（薄切り）
…4枚（10g）

長ネギ…1本

A
- クローブ…1本
- 酒…大さじ1
- 塩…小さじ1
- しょうゆ…少々

作り方

❶干しシイタケはさっと洗い石づきをはさみで切り落とす。玄米はアルミ箔に広げ、香ばしくなるまでオーブントースターで3〜4分ほど焼く。

❷鍋に鶏肉、❶、ショウガを入れて水1ℓとAを加え、火にかける。煮たったら弱火にしてあくを引き、蓋を1cmほどずらしてかけ、30分ゆっくり煮る。

❸長ネギはぶつ切りにし、❷に加えてさらに5分煮る。

保存法と食べ方　p.06参照。

＊食欲がないときは煮汁だけを飲み、食べる元気が出てきたら鶏肉や玄米をいっしょに食べるのがおすすめ。

＊干しシイタケのだしは食欲を引き出し、元気を生み出す助けになります。どんこに比べて肉が薄い香信かカットタイプのものを使うと、早く火が通り、だしがよく出ます。

＊オーブントースターがないときは、玄米はフライパンで5分ほど炒るか、焼かずに加えてもかまいません。

＊普通に炊けるタイプ以外の玄米の場合、煮る時間を10分増やしてください。

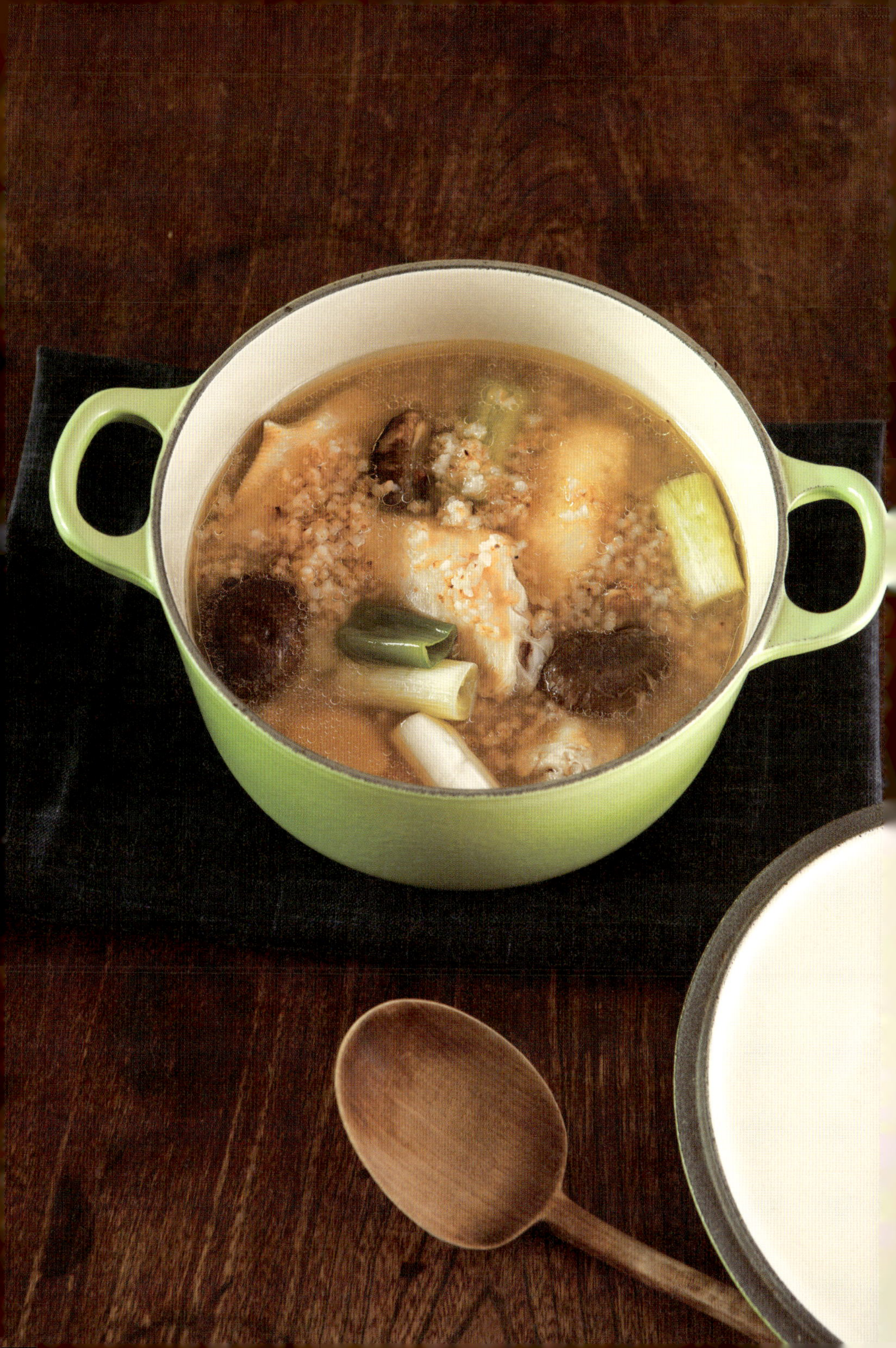

鶏レバーのカレースープ

カレー粉は生薬の集合体ともいえる調味料です。たくさん含まれる黄色のターメリックは血流、循環を強力にサポートしてくれます。ほかのスパイスの多くは消化促進、温め効果を持つものです。

材料（5杯分）

鶏レバー…200g
鶏ひき肉…200g
タマネギ…1個（150g）
ニンニク…1かけ
ヒラタケ…2パック（200g）
アーモンド…50g
カレー粉…大さじ2
A
　トマトケチャップ…大さじ2
　みそ…大さじ1 1/2
　白ワイン（あれば）
　　…大さじ1
　コンソメ顆粒…小さじ1/2
植物油…大さじ1

作り方

❶レバーは冷水に5分ほどさらして水けをきり、すじや脂肪を取り除きながら2㎝角に切る。
❷タマネギ、ニンニクはみじん切りにし、ヒラタケは1～2㎝幅に刻む。アーモンドは5㎜程度に刻む。
❸油を熱して鶏ひき肉を炒め、ポロポロになったら❶のレバーを加えてざっと炒め、❷を加えて炒め合わせる。
❹カレー粉をふり入れて全体になじませ、A、水600㎖を加える。煮たったら弱めの中火にし、蓋を1㎝ほどずらしてかけ、7分煮る。

保存法と食べ方　p.06参照。

＊アーモンドはビタミンEやミネラルが豊富で血流を改善し、疲労回復に効果があります。ややかたいナッツですので、煮こむことでほどよい食感のアクセントになります。
＊レバーは血液を生み出す力が強いので、肉体疲労が強い方に特におすすめです。

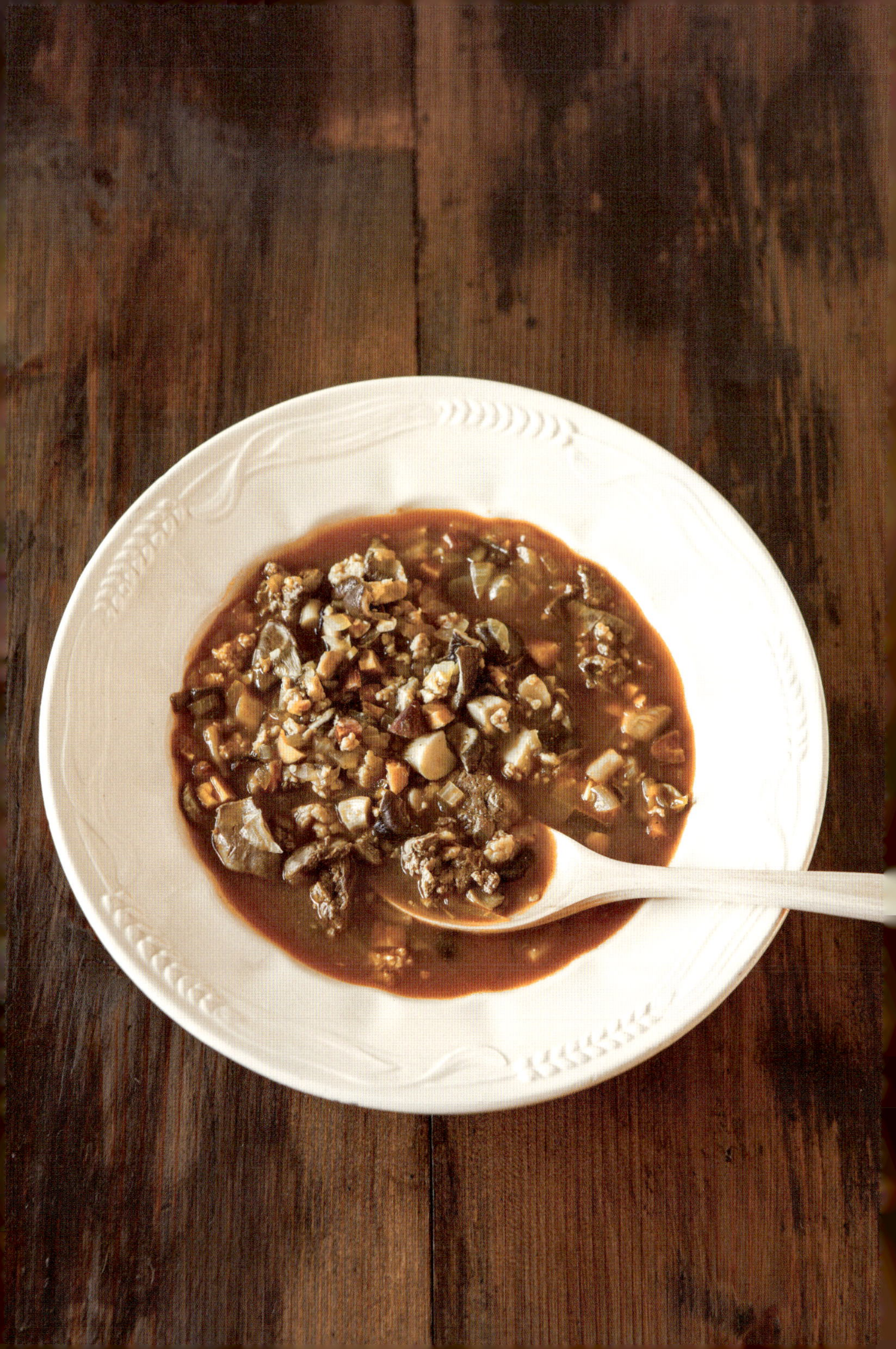

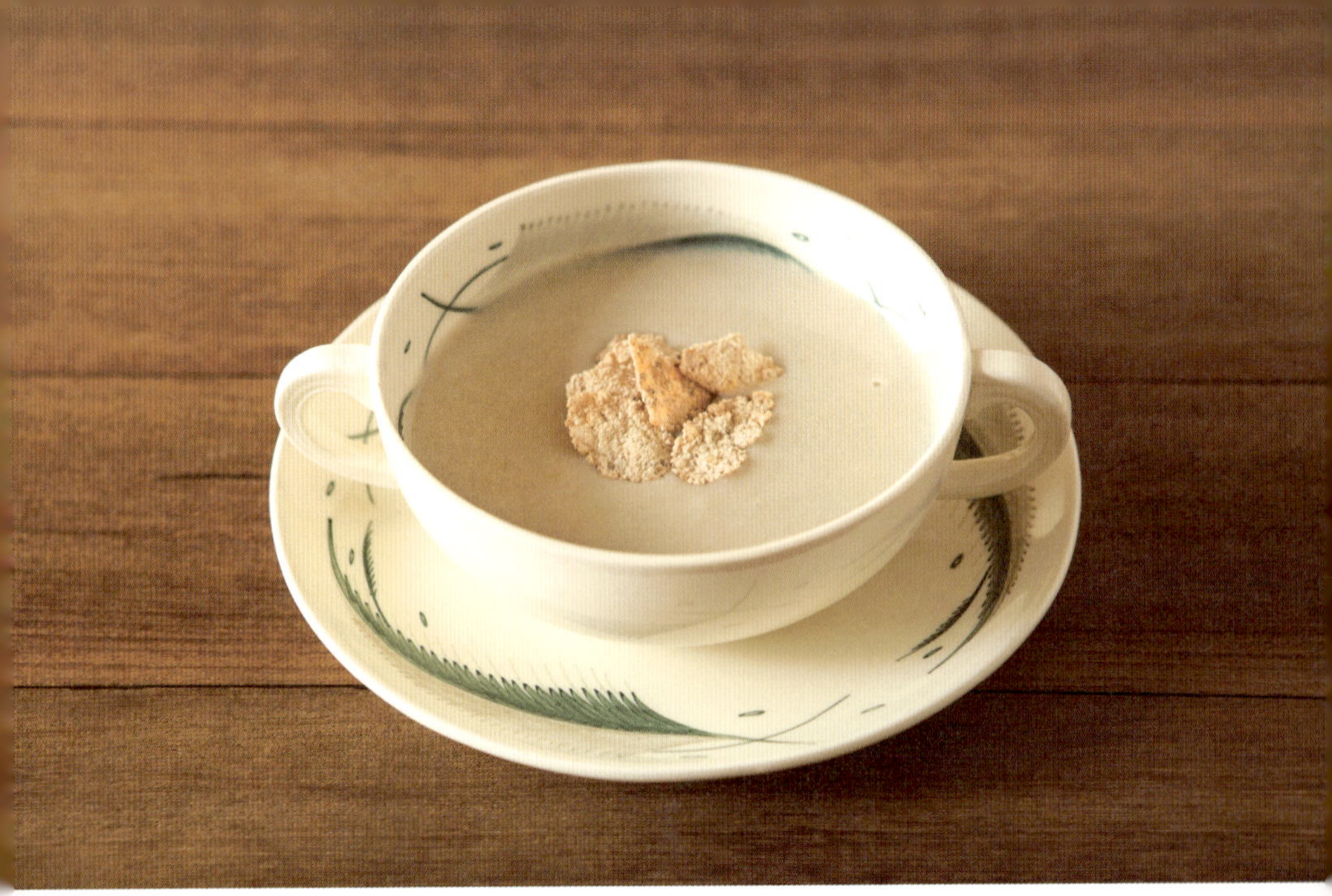

マイタケと大豆のポタージュ

材料（5杯分）

タマネギ…1個（150g）
ナガイモ…300g
マイタケ
　…大1パック（200g）
大豆水煮（または蒸し大豆）
　…100g
水（またはチキンスープ）
　…150mℓ
塩…小さじ1

作り方

❶タマネギはざく切りにし、ナガイモは皮ごといちょう切りにする。マイタケはほぐす。
❷鍋に❶、大豆を入れてざっと混ぜ、水と塩を加えて火にかける。煮たったらざっくり混ぜ、蓋をして弱火で15分蒸し煮にする。
❸フードプロセッサーかミキサーで滑らかなペーストにし、清潔な容器で冷蔵保存する（p.07参照）。

食べ方　ペースト150mℓ弱（160g）を豆乳または牛乳100mℓでのばし、温める。玄米フレークをトッピングする。

＊ストレスに対する抵抗力をアップするポタージュです。卵料理を添えれば元気のない朝にぴったり。
＊消化能力が落ちているときにはナガイモの皮をむいて使い、やや薄めにのばすとよいでしょう。

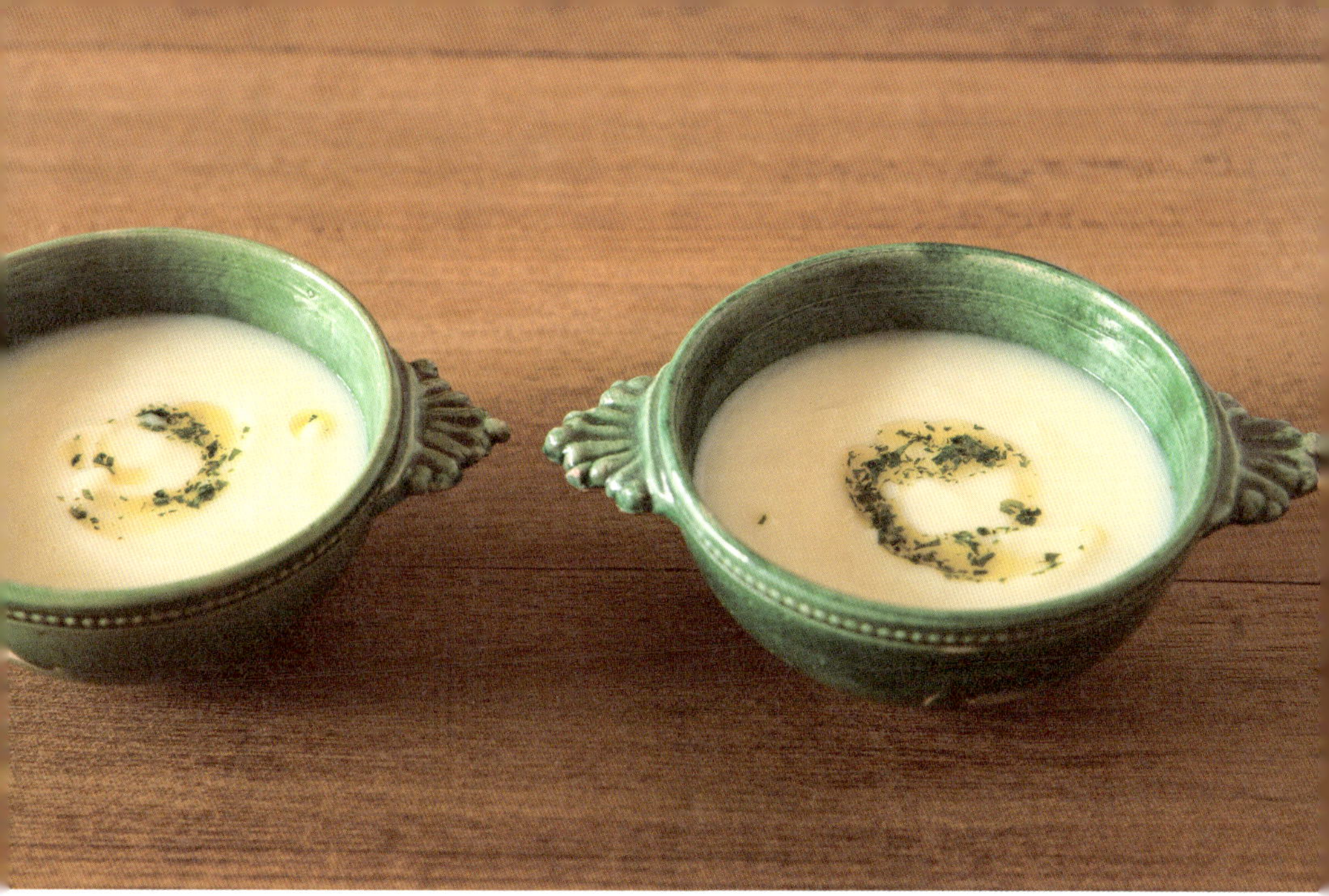

カブとジャガイモのポタージュ

材料（5杯分）

タマネギ…1個（150g）
カブ…1把（300g）
カブの葉（または小松菜）
…100g
ジャガイモ…300g
チキンスープ（または水）
…200mℓ
塩…小さじ1

作り方

❶タマネギはざく切りにし、カブは皮ごとくし形に切る。カブの葉は1cm幅に刻み、ジャガイモは一口大に切る。

❷鍋に❶を入れ、ざっくり混ぜてチキンスープ、塩を加えて火にかける。煮たったらざっくり混ぜ、蓋をして弱火で15分煮る。

❸フードプロセッサーかミキサーで滑らかなペーストにし、清潔な容器で冷蔵保存する（p.07参照）。

食べ方　ペースト150mℓ弱（160g）を牛乳100mℓでのばし、温める。トッピングはパセリオイル（p.11参照）。

＊おなかをいたわり、温めて消化能力を取り戻すためのポタージュです。食欲があるなら、肉や魚、卵など、タンパク質のおかずを添えた献立がおすすめです。

四季の養生食①

春

春は「緑」の季節です。

寒い冬の間、じっと潜むように生きていた自然界のすべて、あらゆる生物が活発に成長を始めます。

植物が芽吹き、上へ上へと伸びるように、人の体も心も一気に活動的になります。

ほかの季節に比べ、その変化はとても大きいもの。

山菜やナバナなど、春に芽吹くほろ苦い野菜は、季節の動きに取り残されないよう、わたしたちをシャキッと目覚めさせてくれます。

ほのかな酸味は揺らぎがちな体調をサポートしてくれます。寒さが残る時期には仕上げに黒糖酢（p.10）を加えたスープがおすすめです。

春の気に乗ってふわーっと、広がりすぎた心は収まりどころを見つけられず、イライラやウツウツの不調を来たすことが多いのも特徴です。

深くゆっくりと呼吸をして、のびのびと暮らすことを意識したいものです。

緑茶は揺れる心をすっと落ち着けてくれます。

温かさが広がる、春の半ばを過ぎた頃に是非お試しください。

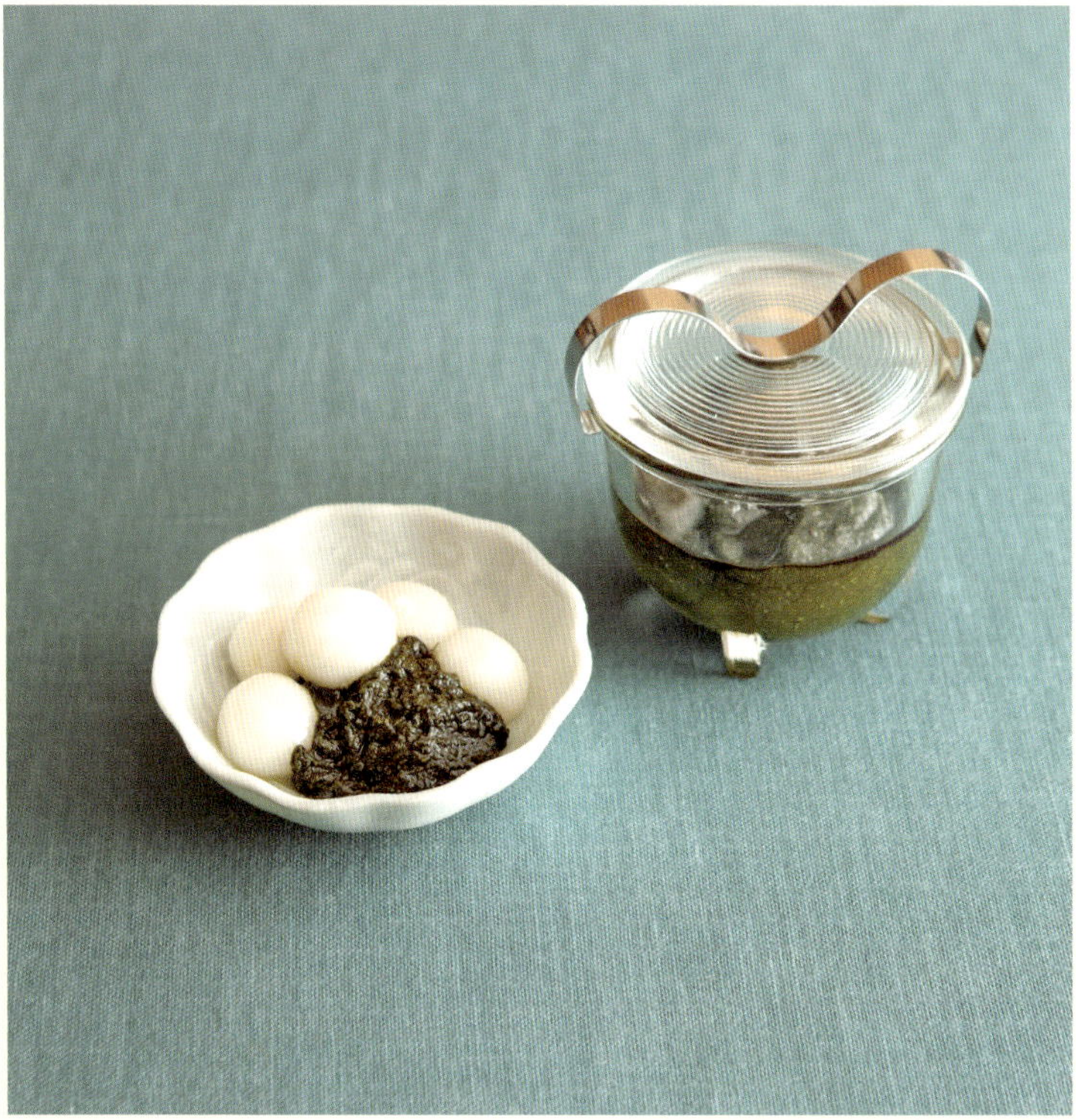

緑茶ときな粉のシロップ

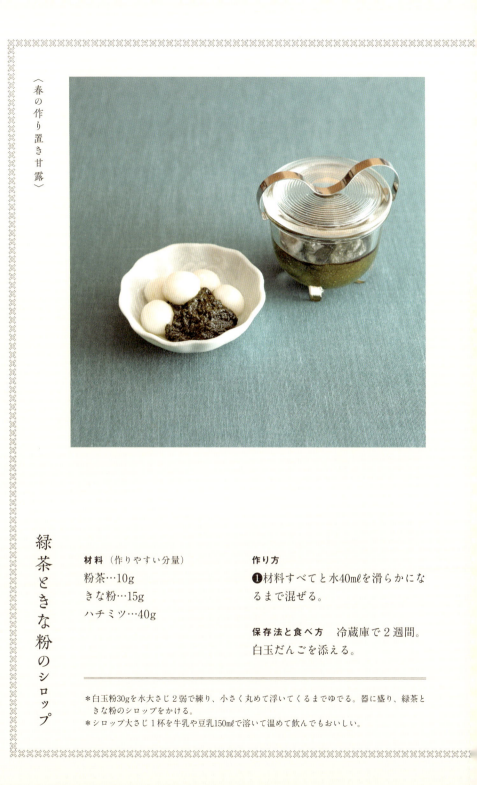

材料（作りやすい分量）

粉茶…10g
きな粉…15g
ハチミツ…40g

作り方

❶材料すべてと水40mℓを滑らかになるまで混ぜる。

保存法と食べ方　冷蔵庫で２週間。白玉だんごを添える。

＊白玉粉30gを水大さじ２弱で練り、小さく丸めて浮いてくるまでゆでる。器に盛り、緑茶ときな粉のシロップをかける。
＊シロップ大さじ１杯を牛乳や豆乳150mℓで溶いて温めて飲んでもおいしい。

肩こり

肩こりに悩む方は多いのですが、医学的メカニズムが明確でないうえ、原因が多岐にわたることから、確定的な診断、治療方法がないともいわれています。

病気が原因で発症する場合もあり、注意が必要ですが、そうでないのなら何らかの原因で肩や首回りの筋肉が凝り固まっていることは確かです。

食事では血流の滞りを解消することを第一に考えましょう。冷え、血液不足も滞りの原因になりますので、血流を促進し、温め、元気の素となる食材を積極的にとり入れましょう。ストレスも血流を滞らせる原因なので、心地よいと感じる程度の運動や休息も大切です。

肩や首を温めると楽になる方は「冷え」の項（p.16）や「腰痛」の項（p.68）も参照してください。パソコンなどを長時間使う方は「疲れ目」の項（p.54）のスープも効果的。仕上げに黒糖酢（p.10）を大さじ1杯加えるのもおすすめです。

● この食材がおすすめ

血流を改善する
牛肉、青背魚、サケ、ナバナ、パプリカ、オクラ、ニラ、タマネギ、パセリ、ミツバ、キクの花、サフラン、プルーン、梅干し、ハイビスカス、ローズマリー、酒粕、酢など

温める
マグロ、エビ、長ネギ、葉ネギ、ヒラタケ、青ジソ、ラッキョウ、ミョウガ、ショウガ、トウガラシ、黒糖、コショウ、酒、赤ワインなど

ストレスを和らげる
イワシ、サケ、マグロ、アサリ、アーモンド、ユリ根、オレンジ、ユズ、ミカン、ローズマリー、紅茶、緑茶、ワインなど

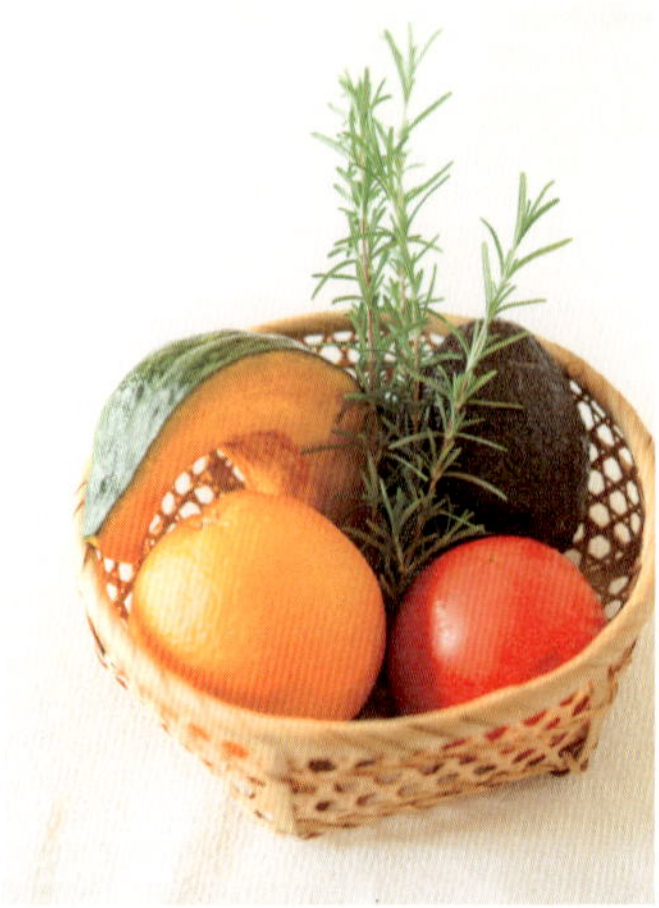

柑橘類は香りがストレスを和らげ、トマトと共に血流改善の一助になります。カボチャは消化吸収を助け、体を温めてくれます。アボカドは抗酸化作用に優れ、筋肉機能、血流の改善に。ローズマリーの香りは精神を安定させ、血行促進、筋肉疲労に効果的です。

クランベリーとミカンの紅茶（左）

材料（1杯分）

紅茶（ティーバッグ）…1個
クランベリー…大さじ1
ミカンのドライフルーツ
（または生）…輪切り2枚

作り方

❶ポットに材料を入れ、熱湯200mℓを注ぎ、3分蒸らす。

＊からだを温め、ストレスを緩和させるお茶です。ミカンは冷え性に有効なフルーツです。

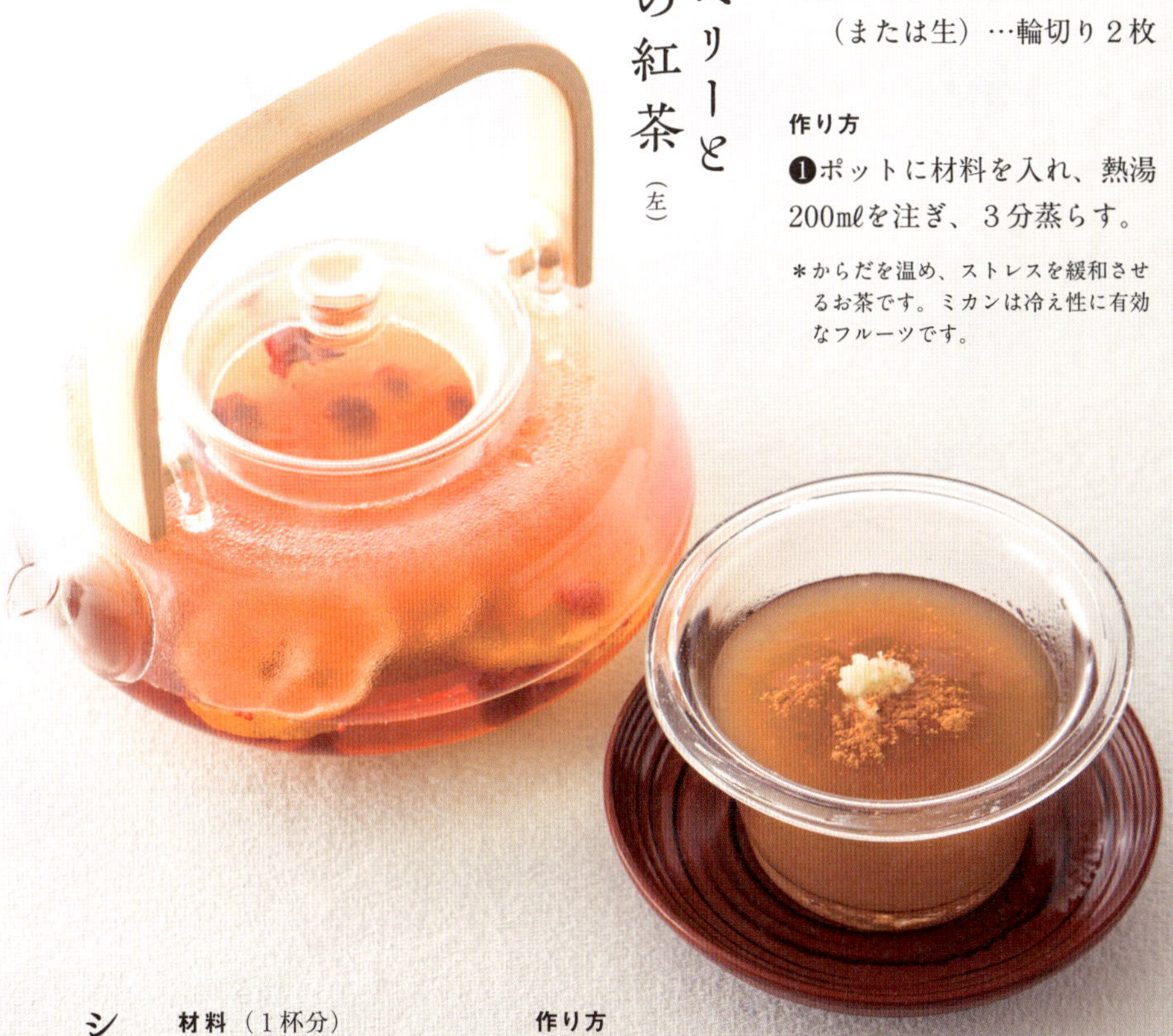

シナモンくず湯（右）

材料（1杯分）

くず粉…10g
黒糖…小さじ1
ショウガ（すりおろし）
…小さじ1/2
シナモンパウダー…少々

作り方

❶耐熱ボウルまたは湯のみにくず粉を入れ、ぬるま湯大さじ1で溶かす。
❷黒糖を加え、熱湯120mℓを注いでよく混ぜ、電子レンジ（600W）で1分加熱する。
❸取り出して透明感が出るまでスプーンなどでグルグルとかき混ぜ、ショウガとシナモンを加える。

＊温めて発汗させて凝りを取り除く、昔ながらのドリンクです。

キャベツとじゃこの梅干しスープ

梅干しは血流を促進するだけでなく、豊富に含まれる酸味成分が糖の代謝を促進して、疲労回復に効果があるといわれます。血流を改善し、肩こり解消に効果的です。

材料（5杯分）

タマネギ…1個（150g）
キャベツ…300g
ニンジン…1/2本（80g）
ショウガ（薄切り）
…2枚（10g）
ちりめんじゃこ…40g
梅干し…小3～4個
だし汁…600mℓ
A
酒…大さじ1
薄口しょうゆ…大さじ1

作り方

❶タマネギは薄切りにし、キャベツ、ニンジン、ショウガは細切りにする。
❷鍋に❶、じゃこ、梅干しを入れ、だし汁とAを加えて火にかける。煮たったら弱めの中火にし、蓋を1cmほどずらしてかけ、7分煮る。

保存法と食べ方　p.06参照。温める際、梅干しは軽くつぶす。

＊イワシ類の稚魚であるちりめんじゃこは、丸ごと食べられるので不足しがちなミネラルの補給に役立ち、血行促進に働きます。

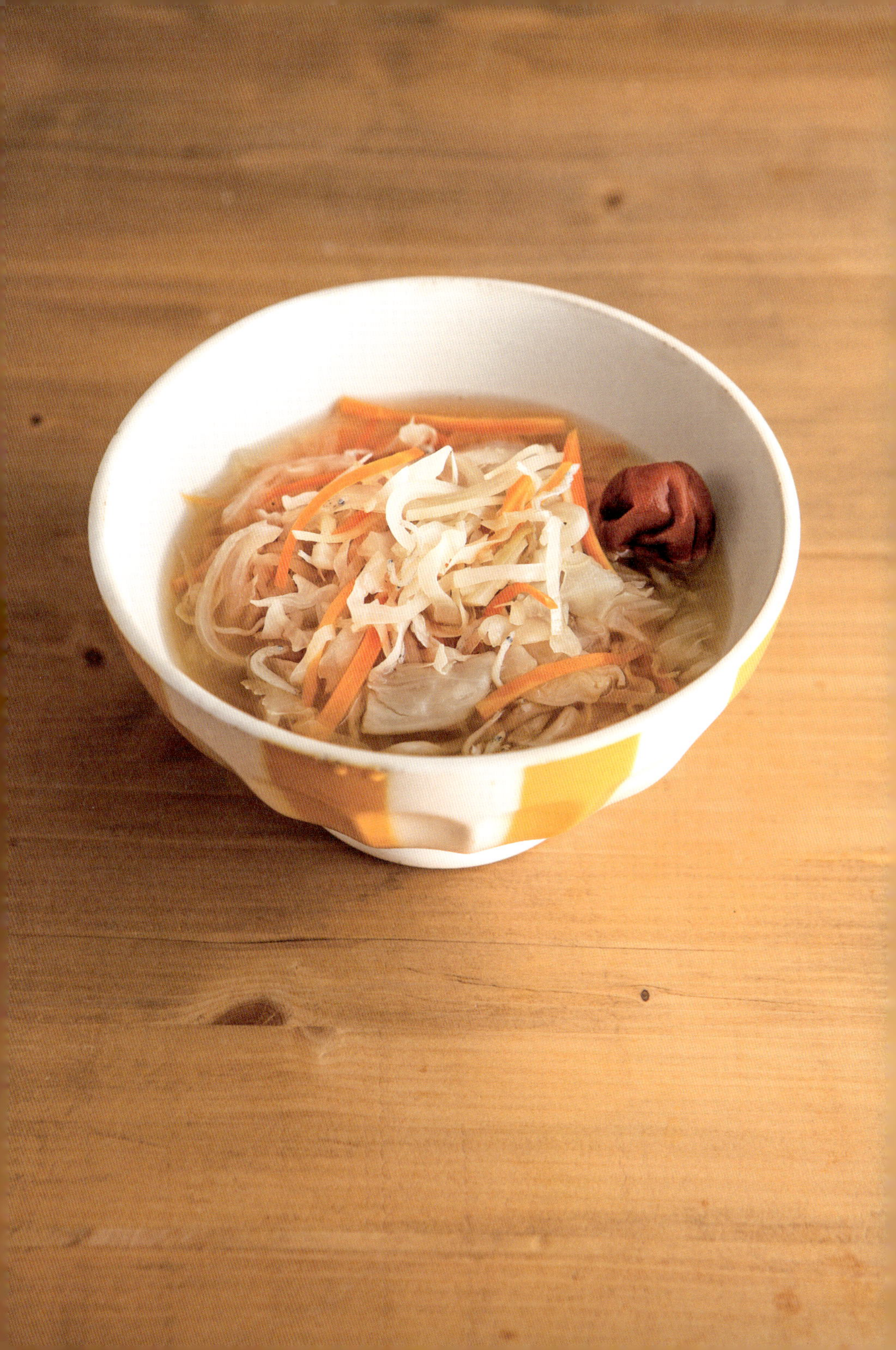

鶏むね肉とローズマリーのスープ

ローズマリーの香りはストレスを緩和し、血流促進に働きます。乾燥品も生と同様の効果が得られるので、生が手に入らないときには乾燥品で代用しましょう。

材料（５杯分）

鶏むね肉…１枚（300g）
ヒラタケ（またはマイタケ）
…１パック（100g）
ブロッコリー…200g
タマネギ…１個（150g）
A
ローズマリー（生）…２枝
ローリエ…１枚
コンソメ顆粒…小さじ1/2
白ワイン…大さじ２
塩…小さじ1/2
オリーブ油…大さじ１
塩…少々

作り方

❶鶏肉は一口大に切り、軽く塩をふる。ヒラタケは食べやすく切る。ブロッコリーは小房に切り分ける。タマネギは１cm角に切る。
❷油を熱してタマネギを炒め、しんなりしたら鶏肉を加えて炒める。水600mℓとAを加え、ヒラタケ、ブロッコリーも加える。
❸煮たったら弱めの中火にしてあくを引き、蓋を１cmほどずらしてかけ、７分煮る。

保存法と食べ方　p.06参照。

＊あっさりとしたおいしさの鶏むね肉は、筋肉系の疲労回復に効果のあるイミダゾールジペプチドを豊富に含んでいます。
＊ローズマリーなどの香りは好みもあるので、初めて使う場合は少量から試してください。
＊ハーブ類は時間がたつと香味が強くなりすぎることがあるので、保存するときに好みで取り除いてください。

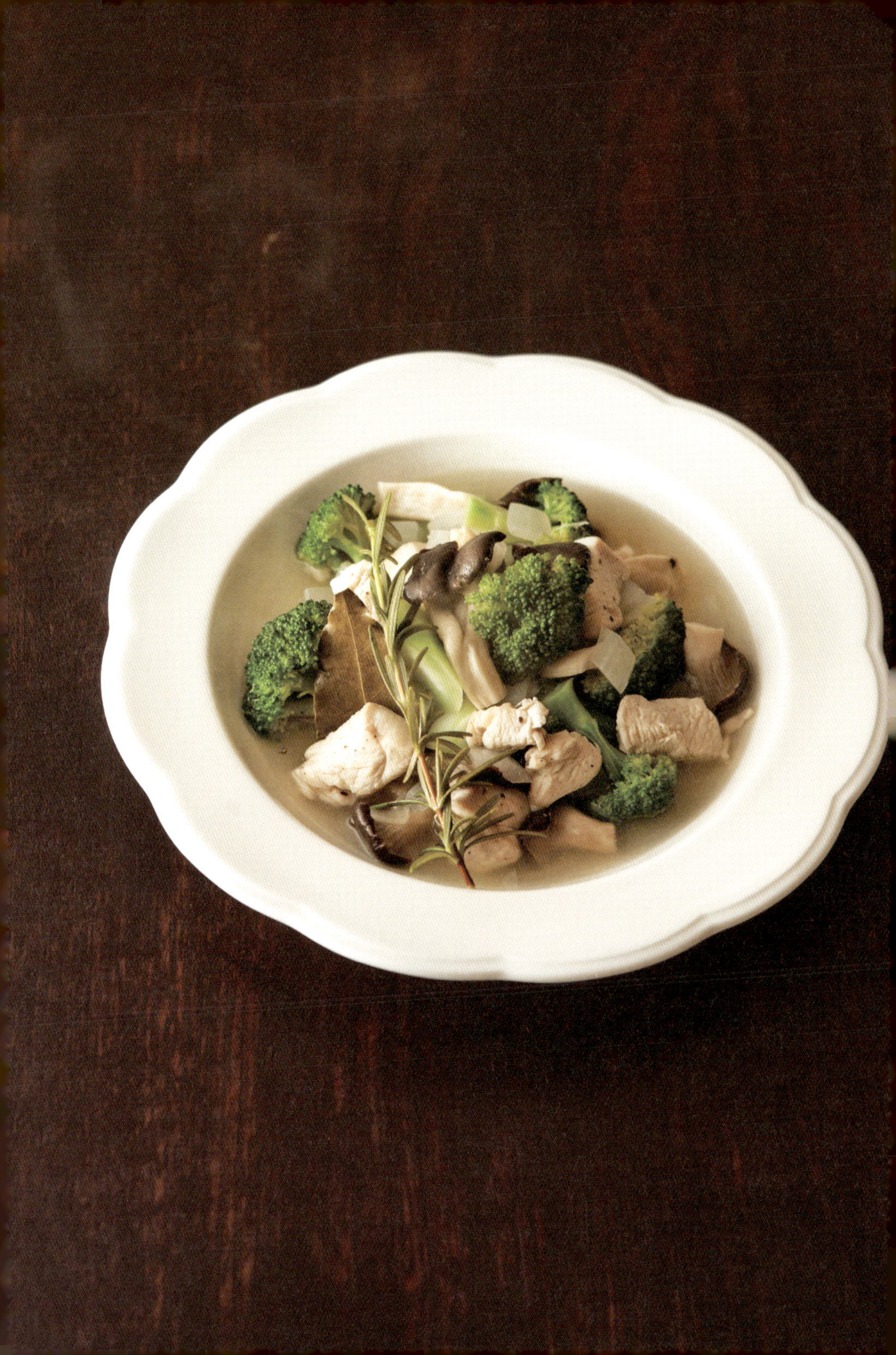

マイタケとサバ缶のみそスープ

サバは血行促進に働くとされるオメガ3系の不飽和脂肪酸を豊富に含み、肩こりに効果的。生のサバは鮮度が落ちやすいので、栄養分豊富な皮ごと食べられる缶詰を使うのがおすすめです。うまみがある缶汁ごと使います。

材料（5杯分）

マイタケ
…大1パック（200g）
サバ水煮缶…大2缶
（内容量140g×2）
長ネギ…2本
ショウガ（すりおろし）
…小さじ1/2
だし汁…600mℓ
みそ…大さじ2

作り方

❶マイタケは一口大にほぐし、長ネギは小口切りにする。

❷だし汁を煮たて、❶、ショウガ、サバ缶を缶汁ごと加え、みそを溶き入れて3分煮る。

保存法と食べ方　p.06参照。ミョウガ1本を小口切りにしてちらす。

＊ミョウガは古くから、体を温め、発汗を促す薬味として知られています。手に入らない場合は同様の温め効果のある細ネギやニラを使うとよいでしょう。

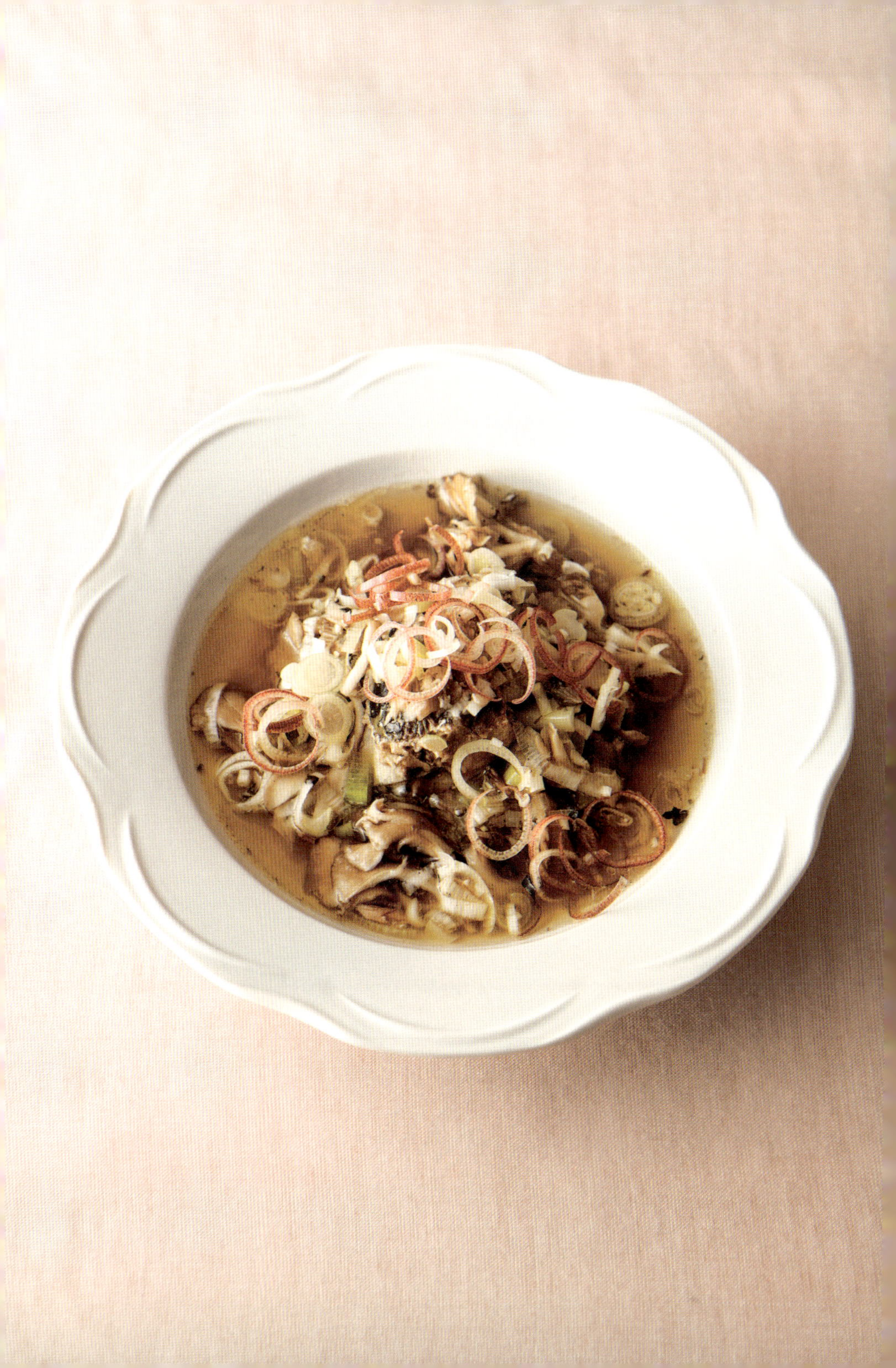

牛肉のチゲ

キムチに含まれるトウガラシは温める力が強く、発汗を促す作用もあり、肩こりを解消するのに効果的です。冷えて血流が滞っている方におすすめのスープです。

材料（５杯分）

牛こま切れ肉…200g
長ネギ…２本
ハクサイキムチ…200g
ニラ…200g
いりこだし（または
　かつおだし）…600mℓ
A
　酒…大さじ１
　みそ…大さじ１
ゴマ油…大さじ１

作り方

❶牛肉は一口大に切る。長ネギは斜め１cm幅に切り、キムチはざく切り、ニラは４cm長さに切る。
❷油を熱して牛肉をさっと炒め、長ネギ、キムチを加えてひと混ぜしたらいりこだしとAを加え、５分煮る。
❸ニラを加えてひと煮する。

保存法と食べ方　p.06参照。煎りゴマを指先でひねってつぶしちらす。

＊トウガラシは刺激が強いので胃腸の弱い方は注意が必要です。
＊トウガラシは熱を生み、発汗させる力も強いので、体内が乾燥傾向にある方には不向きです。イライラやほてりなどの傾向がある方にもあまり向きません。

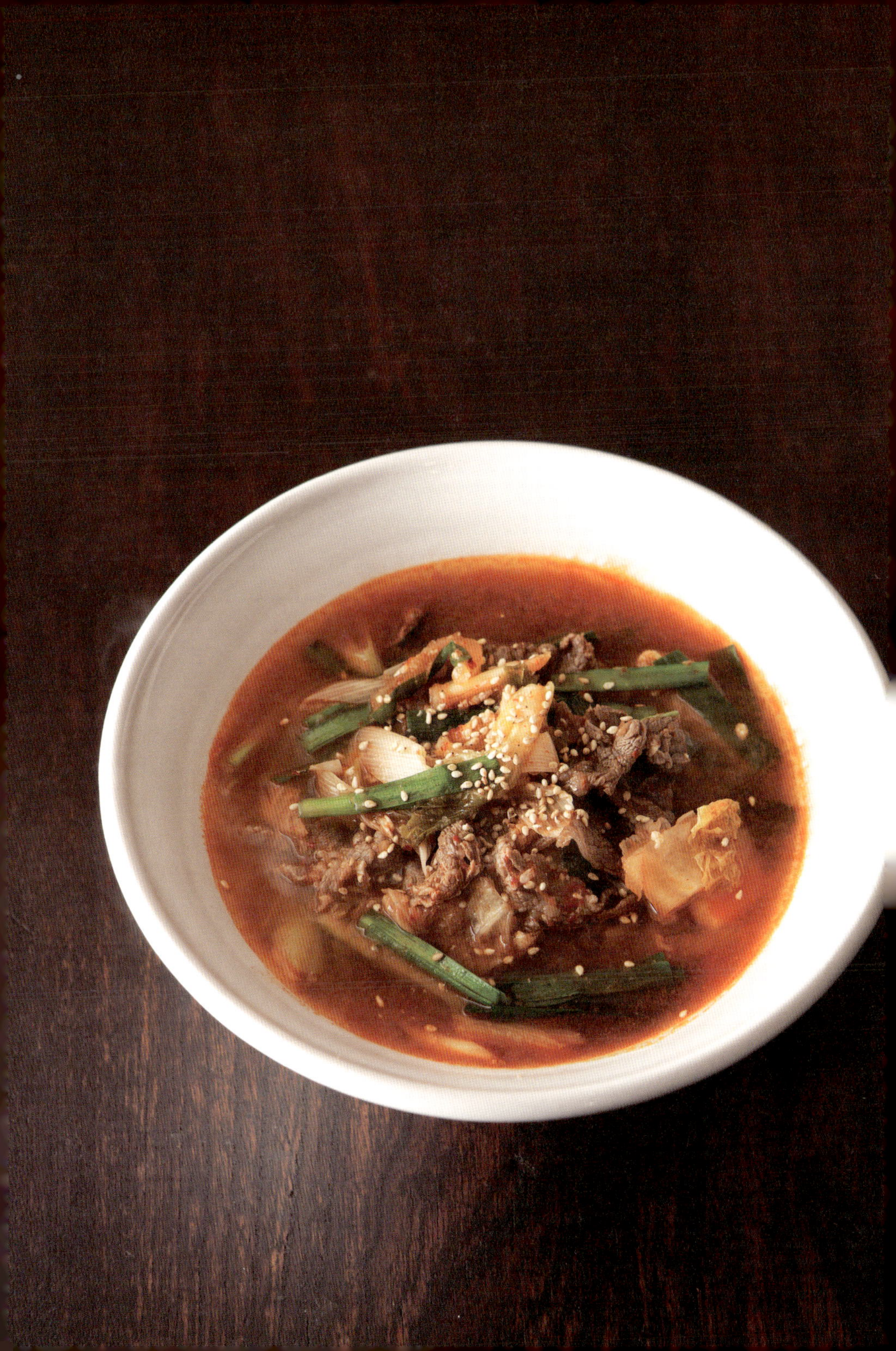

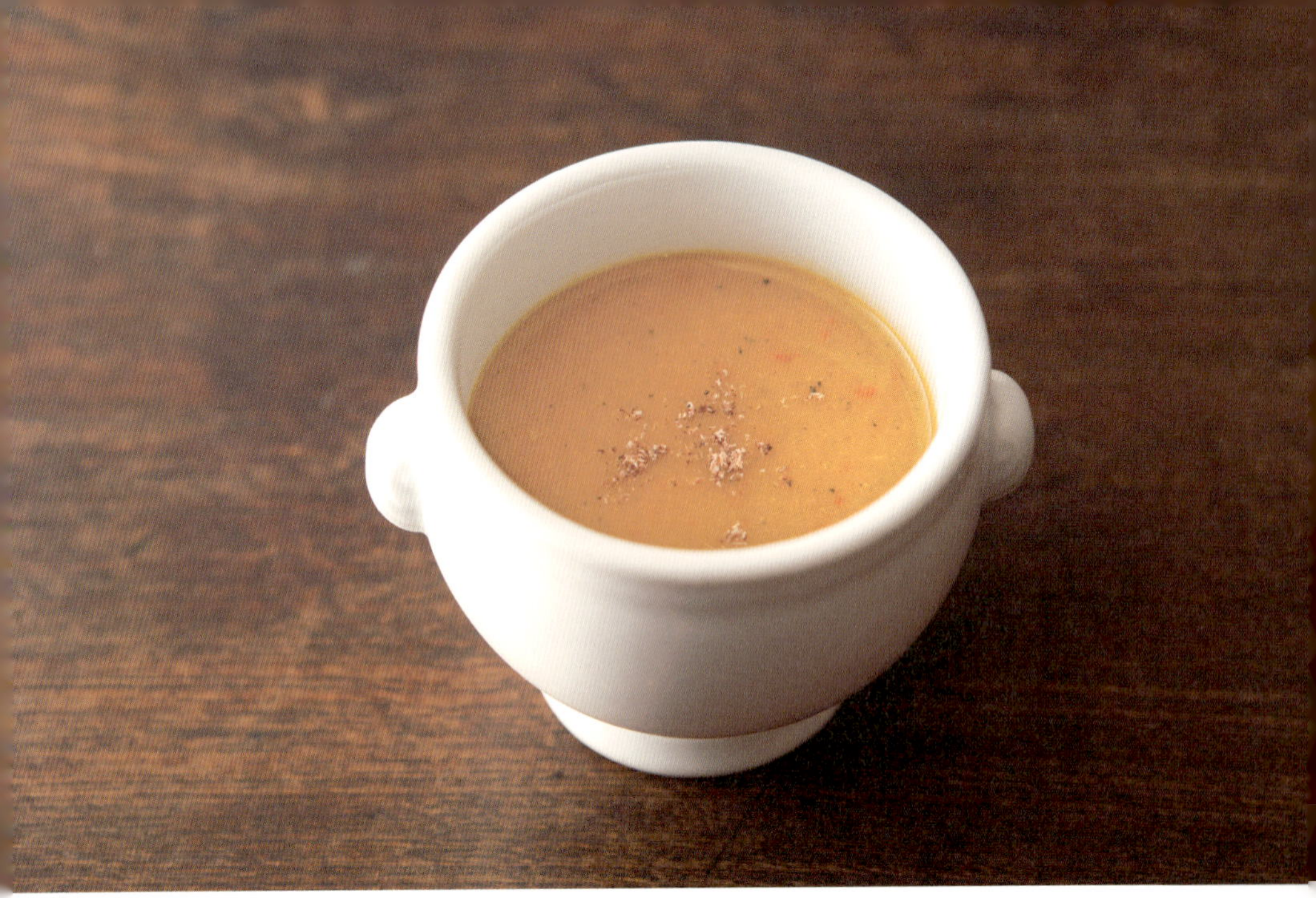

パプリカとオレンジのポタージュ

材料（５杯分）

タマネギ…１個（150g）
カボチャ…500g
パプリカ…大１個（200g）
オレンジ…１個（200g）
塩…小さじ１

食べ方

ペースト150mℓを牛乳または豆乳100mℓで滑らかに溶き、温める。ナツメグなどをトッピングする。

作り方

❶タマネギはざく切りにする。カボチャは種とわたを除き、皮の傷をそぎ落として皮ごと２cm角に切る。パプリカはへたと種を除いてざく切りにする。オレンジは皮をむいて薄皮ごと実をざく切りにし、種を除く。
❷鍋に❶を入れてざっと混ぜ、水100mℓを注いで塩をふって火にかける。煮たったらざっくり混ぜ、蓋を１cmほどずらしてかけ、弱火で15分煮る。
❸フードプロセッサーかミキサーで滑らかなペーストにし、清潔な容器で冷蔵保存する（p.07参照）。

＊抗酸化作用に優れたポタージュで、潤いを与えることで血流を促進します。冷えが気にならないのなら、牛乳ではなく、トマトジュースでのばしても効果的。おなかが冷えがちな方は、ナツメグかシナモンをひとふりするとよいでしょう。
＊緑黄色野菜のカボチャ、パプリカは抗酸化力に優れ、毛細血管を丈夫にし、血流促進に働きます。オレンジの清々しい香りでリラックスしながら味わえます。

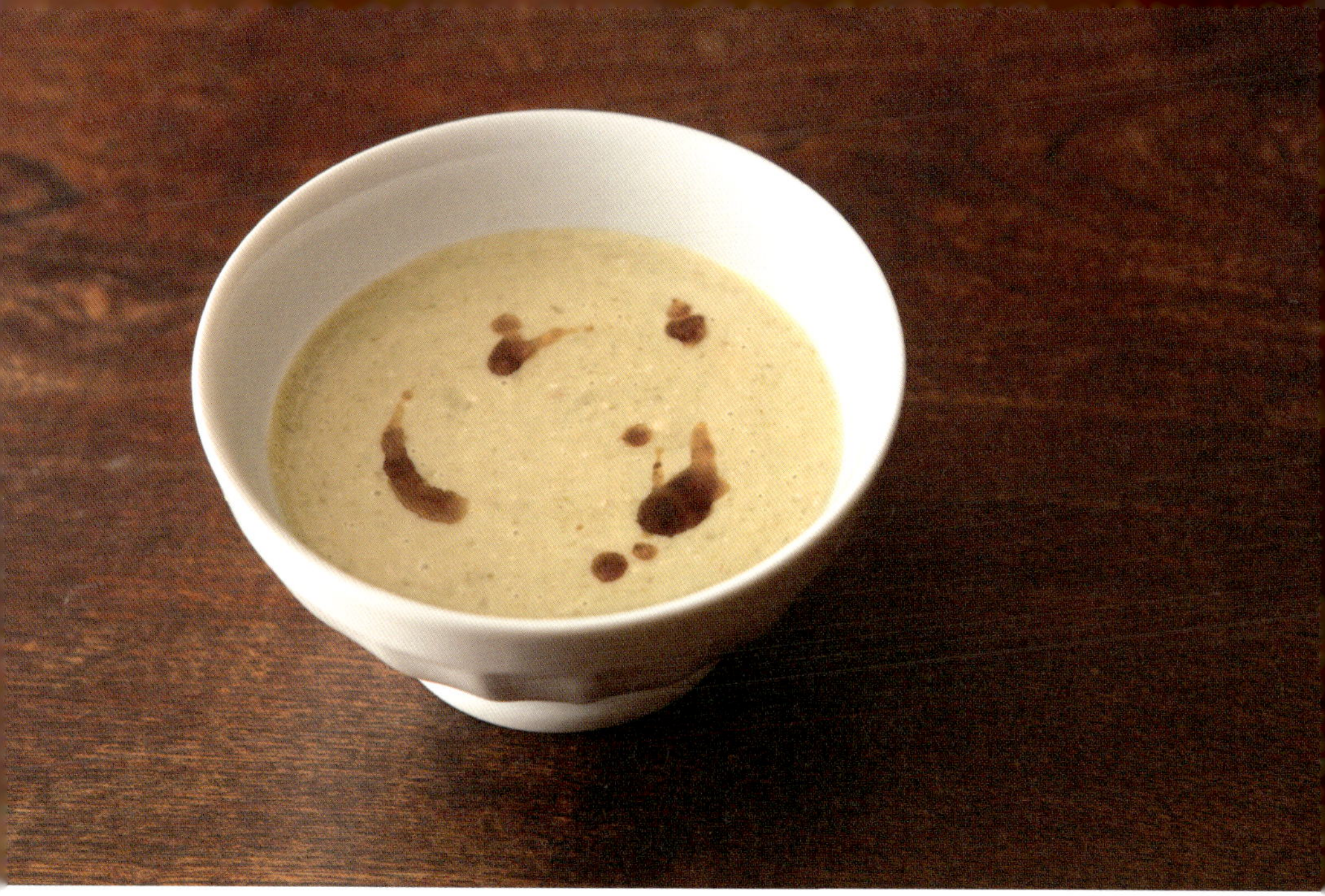

アボカドとオクラのポタージュ

材料（5杯分）

タマネギ…1個（150g）
アボカド…2個（300g）
オクラ…2袋（100g）
クルミ…30g
チキンスープ（または水）
…300mℓ
塩…小さじ1

食べ方

ペースト150mℓ（180g程度）を豆乳または牛乳100mℓでのばし、温める。黒酢・しょうゆ各小さじ1/3を混ぜ合わせてトッピングする。

作り方

❶タマネギはざく切りにし、アボカドは縦にくるっと包丁を入れて半分に割り、種と皮を除いてざく切りにする。オクラはへたを落としてザクザク刻む。
❷鍋に❶を入れてクルミをちらし、ざっと混ぜてチキンスープを注ぎ、塩をふって火にかける。煮たったらざっくり混ぜ、蓋をして弱火で15分煮る。
❸フードプロセッサーかミキサーで滑らかなペーストにし、清潔な容器で冷蔵保存する（p.07参照）。

＊疲労回復にパワーを発揮するアボカドはビタミンE・A・Cが豊富で抗酸化力に優れ、血行改善に働きます。潤いをもたらすオクラは消化と血流を助けてくれます。血流アップのポタージュです。
＊穏やかに体を温めて潤いを生む効果があるので、乾燥ぎみの方にもおすすめです。

◉疲れ目

目が疲れるのがわかっていても、現代人にとってテレビやパソコン、スマートフォンなどを見ないでいるのは難しいことです。積み重なった疲労は、視力の低下、乾燥、涙目や充血、ひどくなれば頭痛や肩こりとなってあらわれます。

目そのものの栄養になるのは、レバーやウナギなどに含まれるレチノール（ビタミンA）、緑黄色野菜や卵黄に含まれるカロテノイドの一種のルテインといわれています。また、目は絶えず光にさらされているので、酸化を防ぐ抗酸化作用に優れた色の濃い野菜も積極的にとり入れたいものです。

不調な箇所に栄養分を届けるためには健康な血流循環を取り戻すことが必要ですから、滋養し、血流促進を助ける食材や体本来の元気を補うものを組み合わせましょう。

目を動かしたりピントを合わせている眼筋にも、ほどよい休憩と遠くを見るなどのリラクゼーションが必要です。蒸しタオルなどで温めることも循環を助け、疲労改善を助けてくれます。

●この食材がおすすめ

血液を造り
血流促進を促す

牛肉、豚肉、レバー、青背魚、サケ、マグロ、ウナギ、アサリ、イカ、卵、ニンジン、ホウレンソウ、ブロッコリー、ケール、小松菜、パセリ、シメジ、キクの花、アーモンド、カシューナッツ、黒豆、プルーン、ブルーベリーなど

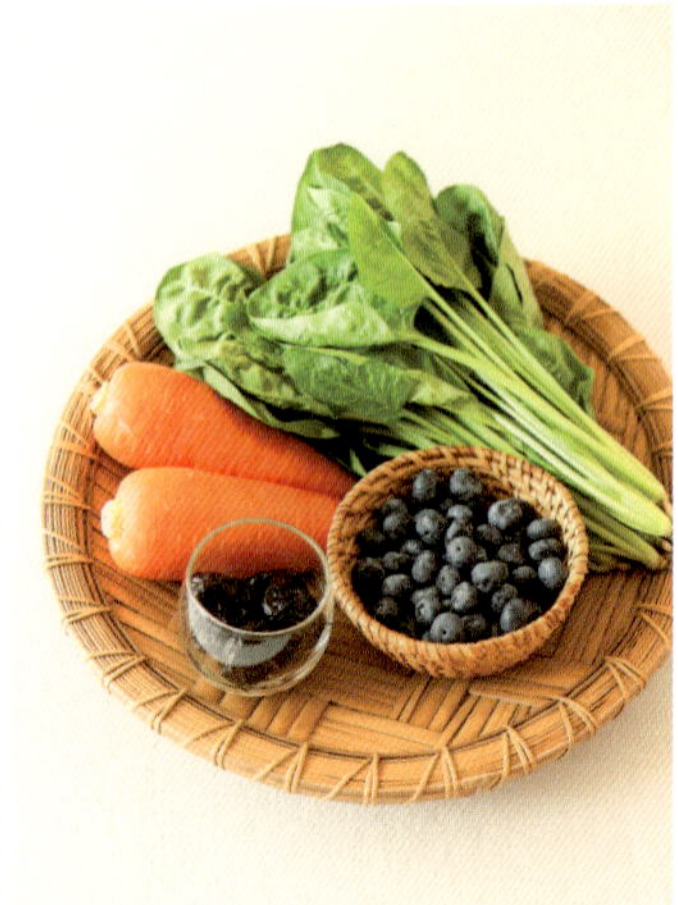

ブルーベリーやプルーンはアントシアニンが有名ですが、血液を補い、疲れ目に効果のある食材として古くから薬膳で利用されています。ニンジンに多く含まれるβカロテン、ホウレンソウに含まれるルテインは抗酸化作用に優れ、目の乾燥に効果があるとされます。

ハイビスカスプルーンティー（左）

材料（1杯分）

ハイビスカスティー
（ティーバッグ）…1個
プルーン…1個

作り方

❶プルーンはさっと熱湯にくぐらせて表面の油を落とす。
❷❶とティーバッグをカップに入れ、熱湯150㎖を注ぐ。

＊アントシアニンが豊富なハイビスカスは血流のサポートに働き、疲れ目に効くお茶として昔から親しまれています。

ユズ豆乳甘酒（右）

材料（1杯分）

ユズ茶…大さじ1
豆乳（成分無調整）…100㎖
甘酒ドリンク（市販）
…100㎖

作り方

❶材料すべてを滑らかに混ぜる。

＊甘酒は体を温めながら循環をサポートし、体の潤いを調節します。手作りの麹甘酒（p.12参照）を倍量の豆乳でのばすのもおすすめです

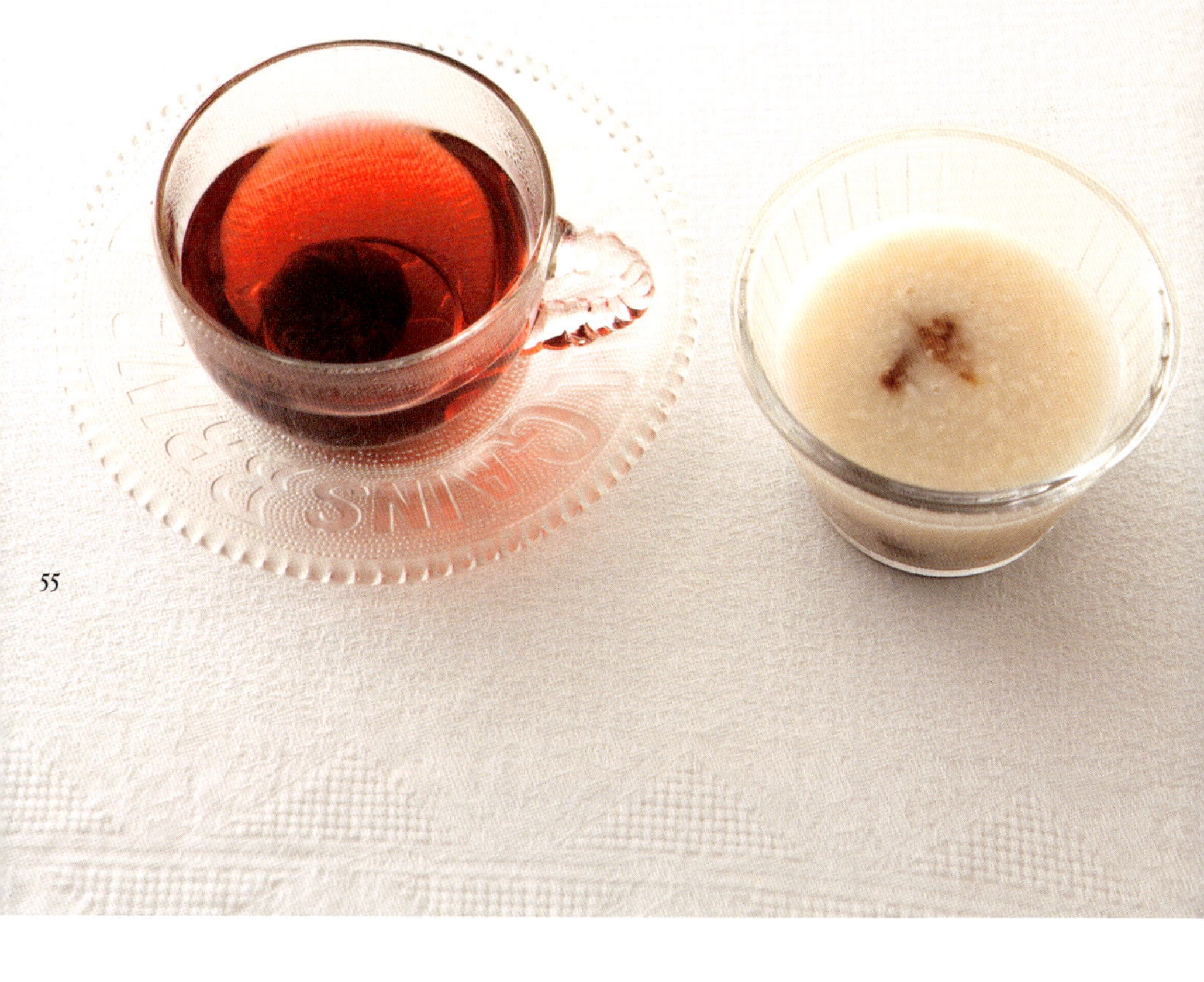

レバーとブルーベリーのスープ

疲れ目に効果のあるレチノール（ビタミンA）を含むレバーは、血液を補う食品の代表格です。抗酸化力の強いブルーベリーと合わせると、健康な循環を取り戻すための有効な一皿となります。

材料（５杯分）

鶏レバー…200g
鶏ひき肉…200g
タマネギ…１個（150g）
マッシュルーム…100g
ブルーベリー（冷凍また生）
…100g
A
ローリエ…１枚
ローズマリー（あれば）
…１枝
赤ワイン…100mℓ
コンソメ顆粒…小さじ1/2
しょうゆ…大さじ１
塩…小さじ１
植物油…大さじ１

作り方

❶レバーは冷水に５分さらして水けをふき、すじと脂肪を除きながら１～２cmに刻む。
❷タマネギとマッシュルームはみじん切りにする。
❸油を熱して鶏ひき肉を炒め、ポロポロになったらレバーを加えてざっと炒め、タマネギ、マッシュルームを加えてしんなりするまで炒める。
❹A、水550mℓを注ぎ、ブルーベリーを加え、煮たったら中火にし、蓋をしないで７分煮る。

保存法と食べ方　p.06参照。

＊ローズマリーはポリフェノールの一種であるロスマリン酸やクロロゲン酸を含み、抗酸化作用や血行促進効果が知られています。その香りはローリエと共に消化促進にも働きます。
＊レバーのにおいが気になる場合は、仕上げにパセリのみじん切りをふるとよいでしょう。

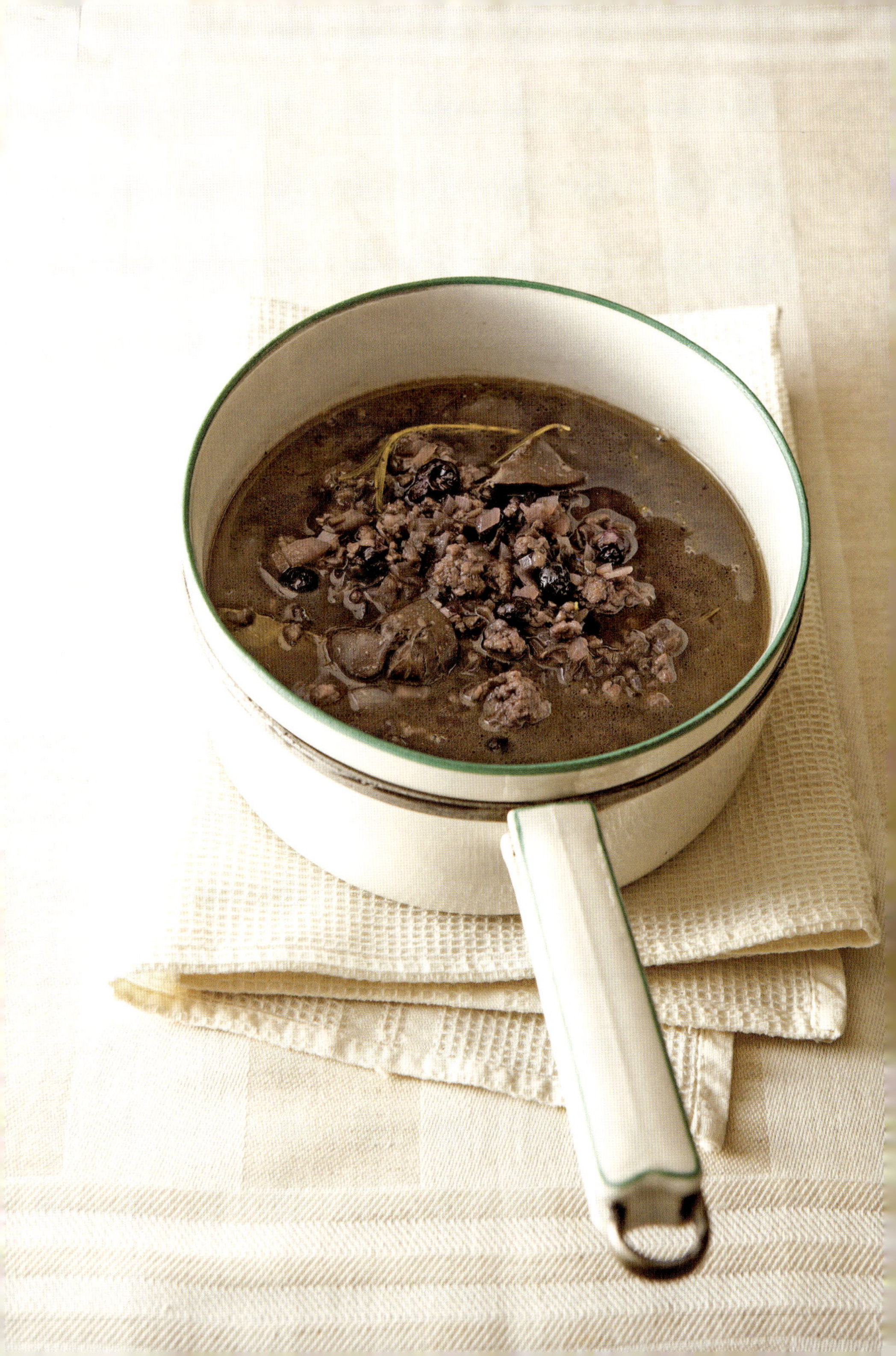

豚肉と小松菜の和風スープ

豚肉は血液を補いながら潤いを与えてくれる性質があります。小松菜も消化機能を助け、潤いを生み出すといわれています。βカロテンが豊富で抗酸化作用に優れ、豚肉と合わせることで体を循環させる力が高まります。

材料（５杯分）

豚切り落とし肉…300g
小松菜…１把（300g）
タマネギ…１個（150g）
ショウガ（すりおろし）
…大さじ１
A
だし汁…600mℓ
しょうゆ…大さじ２
酒…大さじ１
ゴマ油…大さじ１

作り方

❶豚肉は一口大に切る。小松菜は１～２cm幅に刻み、タマネギはみじん切りにする。
❷油を熱して豚肉を炒め、色が変わったらタマネギと小松菜を加えてざっと炒める。
❸Aを注いでショウガを加え、煮たったら蓋を１cmほどずらしてかけ、弱めの中火７分煮る。

保存法と食べ方　p.06参照。

＊冷え性の方はみそ汁仕立てにするのもおすすめです。
＊乾燥が気になる方は仕上げに白すりゴマをちらすとよいでしょう。

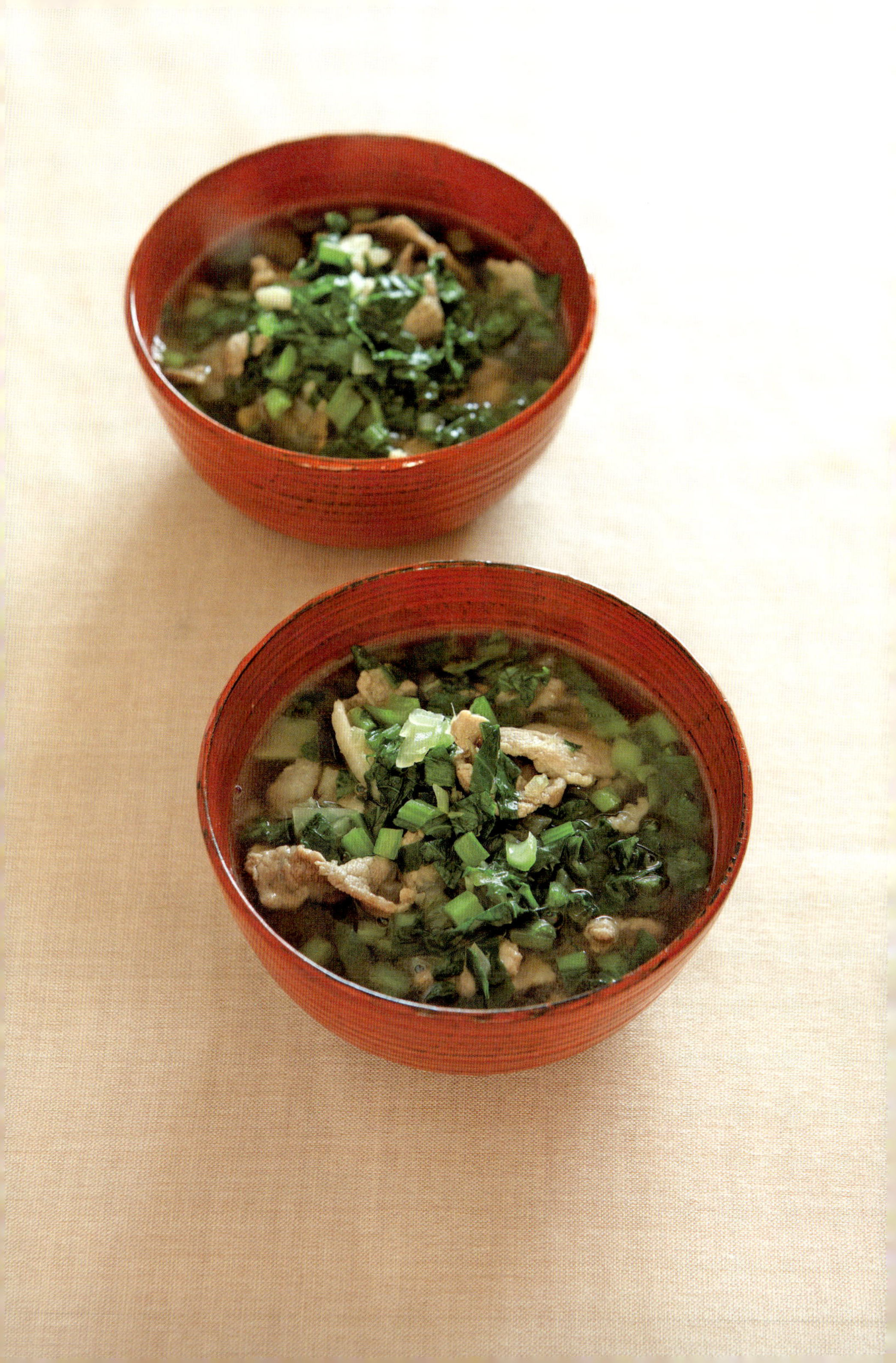

甘塩ザケとモロヘイヤのトマトスープ

サケに含まれるアスタキサンチン（カロテノイドの一種）は、強い抗酸化作用を持ち、血流を改善し、眼精疲労に効果があるといわれています。モロヘイヤ、トマトと合わせたカロテノイドたっぷりのスープです。

材料（5杯分）

甘塩ザケ…4切れ
タマネギ…1個（150g）
ニンニク…1かけ
モロヘイヤ…1袋（75g）
トマト水煮缶（あればカットタイプ）…1缶（400g）
A
　ローリエ…1枚
　白ワイン…大さじ2
　コンソメ顆粒…小さじ1/2
　塩…小さじ1/2
オリーブ油…大さじ1

作り方

❶サケは一口大に切る。タマネギ、ニンニクはみじん切りにし、モロヘイヤは葉を摘み取って細切りにする。
❷油を熱してタマネギとニンニクを炒め、しんなりしたらサケを加えて表面をさっと焼く。
❸トマト缶、A、水400㎖を加え、煮たったら弱めの中火にし、蓋を1cmほどずらしてかけ、7分煮る。
❹モロヘイヤを加えてひと煮する。

保存法と食べ方　p.06参照

＊目の乾燥が気になる方におすすめの、潤いを与えて巡らせるスープです。熱を生み、発汗を促す辛み調味料やコショウは使わずにめしあがってください。
＊モロヘイヤはβカロテンを豊富に含む緑黄色野菜で、網膜の健康をサポートするルテインの含有量も抜きんでていて、疲労回復にも効果があります。

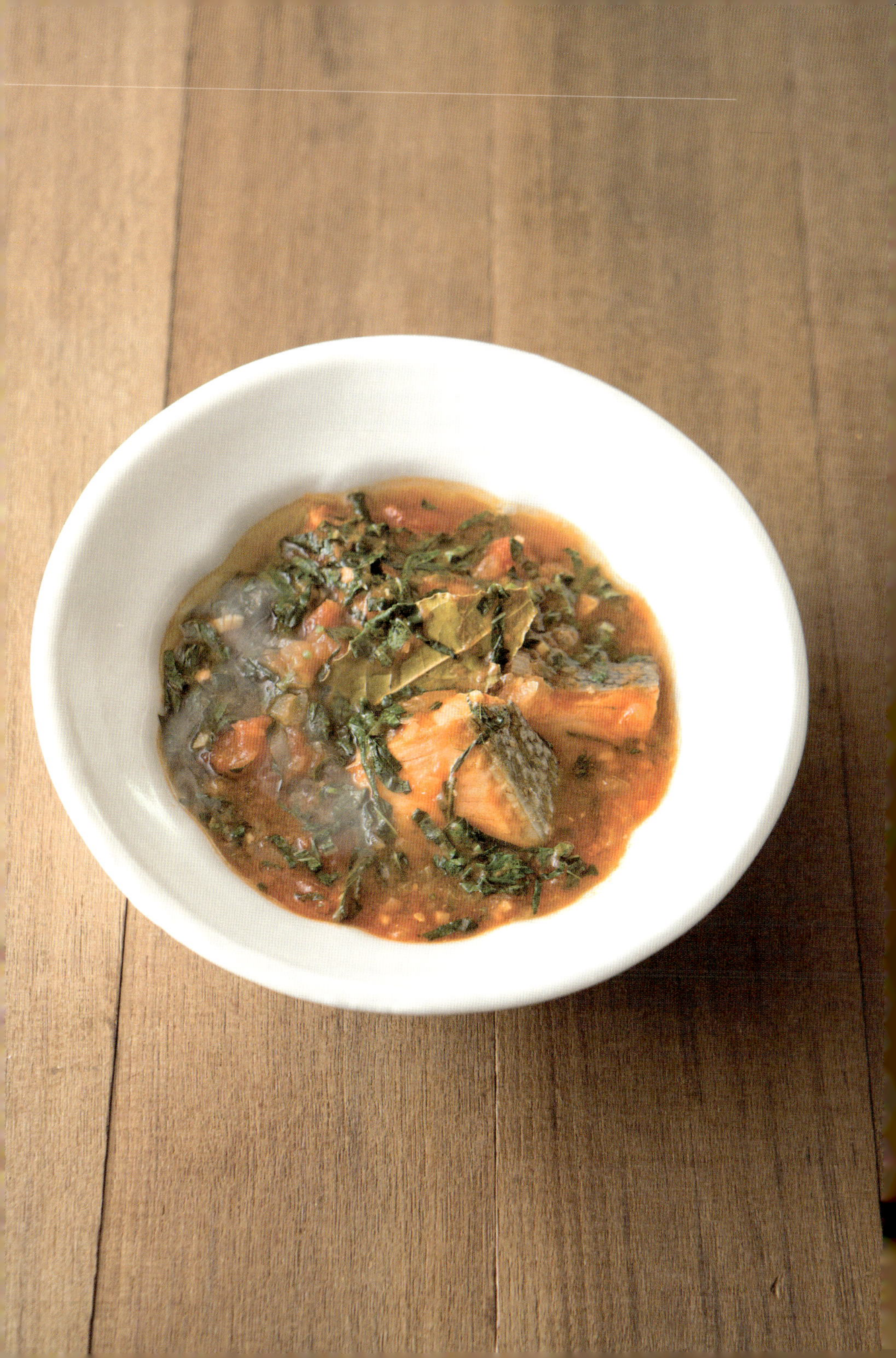

キャベツとアサリのみそスープ

体の根本の力を補って、目の元気を取り戻すスープです。アサリは体を冷やす寒性の食品ですが、血を補って疲労回復に役立ちます。生のアサリを使うと濃厚なうまみを楽しめます。

材料（5杯分）

キャベツ…300g
ニンジン…200g
水煮大豆（または蒸し大豆）
…150g
アサリ缶
（または冷凍のむき身）
…1缶（内容量90g）
ショウガ（すりおろし）
…小さじ1/2
だし汁…600mℓ
みそ…大さじ2

作り方

❶キャベツは2cm角に切り、ニンジンは大豆くらいの大きさに切る。
❷鍋に❶、大豆、アサリを缶汁ごと、ショウガを入れ、だし汁を注いで火にかける。
❸煮たったら弱めの中火にしてみそを溶き入れ、蓋を1cmほどずらしてかけ、7分煮る。

保存法と食べ方　p.06参照。細ネギの小口切りをちらす。

＊充血がある場合は、刻んだ細ネギや青ジソをたっぷりふっていただきましょう。
＊目の乾燥が気になる方は、食べるときに豆乳か牛乳を50mℓほど加えて温め、粉チーズ大さじ1杯のトッピングがおすすめです。

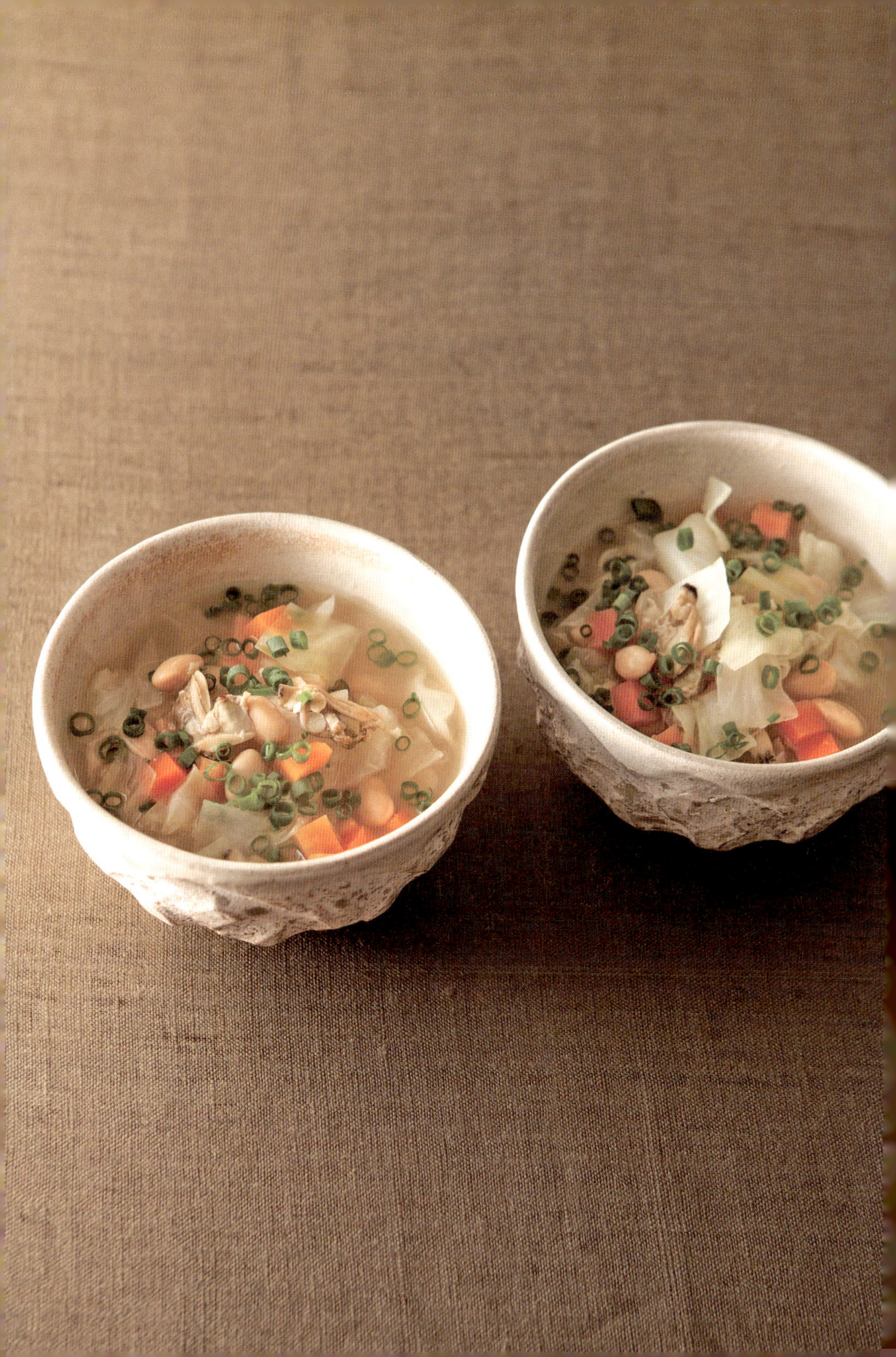

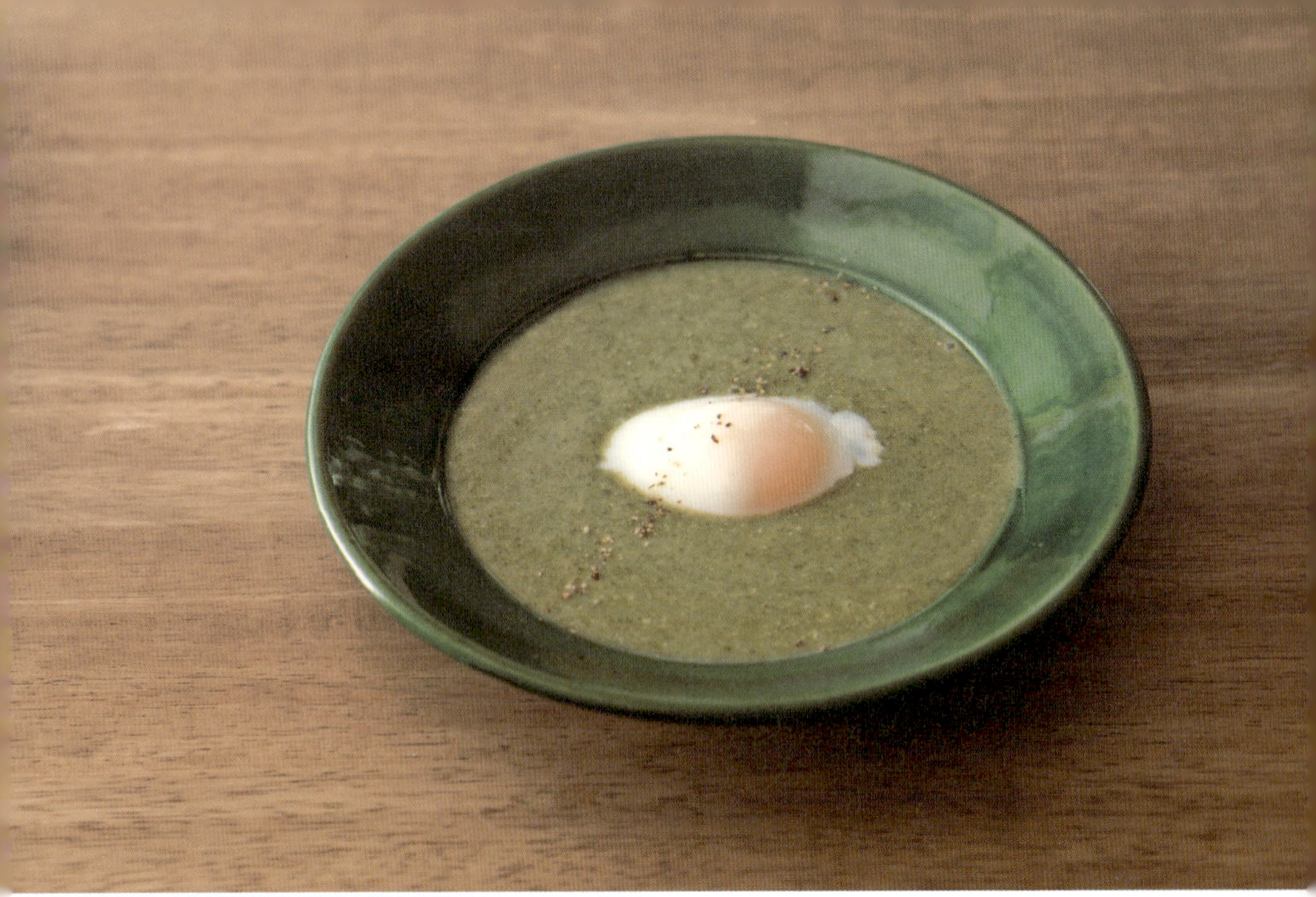

ホウレンソウとシシトウのポタージュ

材料（5杯分）

タマネギ…1個（150g）
ジャガイモ…300g
ホウレンソウ…1把（300g）
シシトウガラシ
…20本（100g）
チキンスープ（または水）
…200mℓ
塩…小さじ1

作り方

❶タマネギはざく切りにし、ジャガイモは2cm角に切り、シシトウはへたを落としてざく切りにする。
❷ホウレンソウはさっとゆでて1cm幅に刻み、水けを絞る。
❸鍋に❶と❷を入れてざっくり混ぜ、チキンスープを注いで塩をふり、火にかける。煮たったらざっくり混ぜて蓋をし、弱火で15分煮る。
❹フードプロセッサーかミキサーで滑らかなペーストにし、清潔な容器で冷蔵保存する（p.07参照）。

食べ方　ペースト150mℓ強（190g程度）を豆乳または牛乳100mℓで溶きのばし、温める。

＊温泉卵や刻んだゆで卵1個をトッピングすると、目の疲労だけでなく、全身疲労を回復させる効果もあります。
＊ホウレンソウとシシトウには血液を補い、血行を促進する働きがあり、イライラを抑えてくれる効果もあります。仕事のストレスがたまったときの目の疲れにおすすめです。

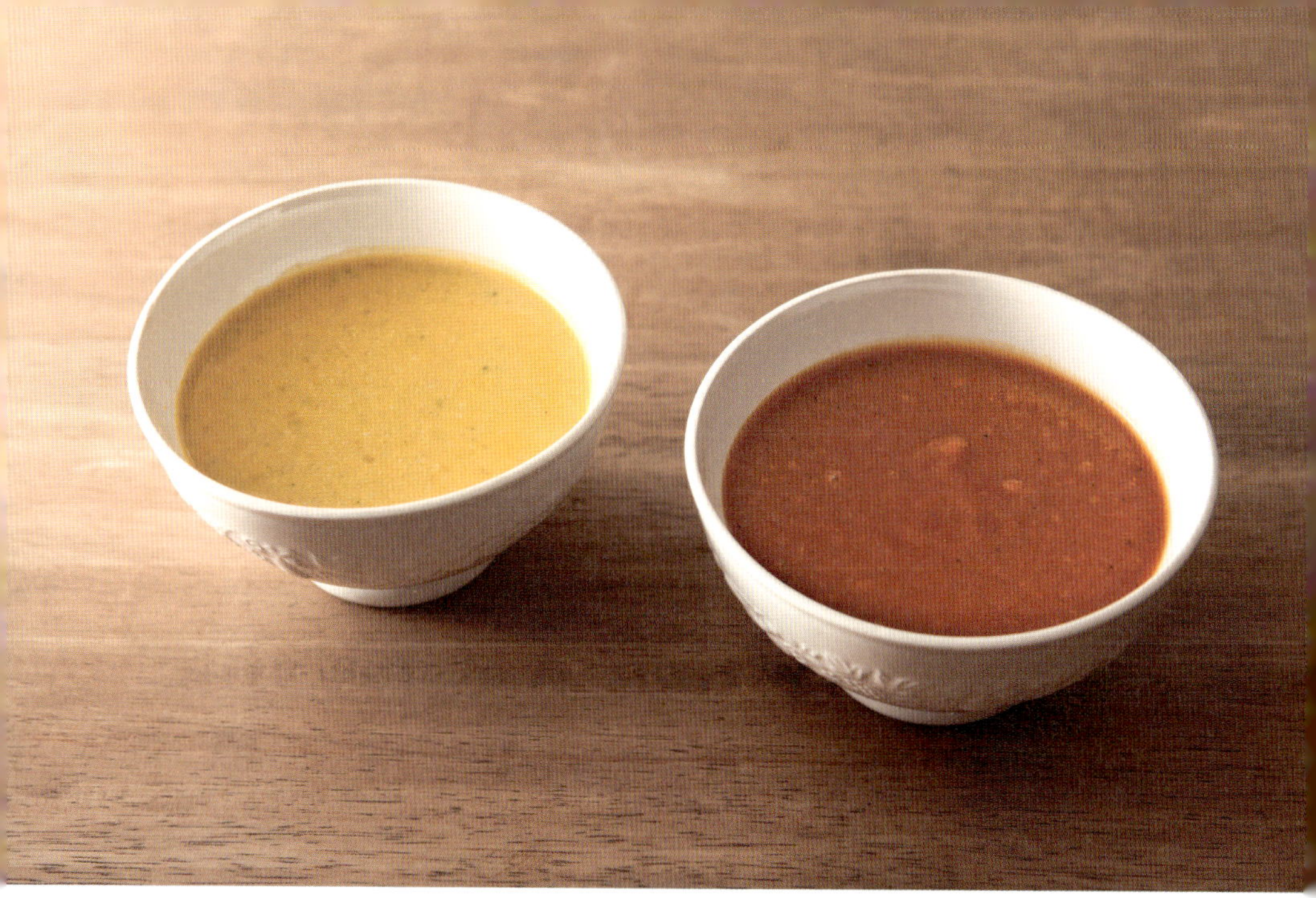

カボチャとニンジンのポタージュ

材料（5杯分）

タマネギ…1個（150g）
カボチャ…400g
ニンジン…200g
チキンスープ（または水）
…250mℓ
塩…小さじ1

作り方

❶タマネギはざく切りに、カボチャは種とへたを除き、皮の傷をそぎ落として2cm角に切る。ニンジンはいちょう切りにする。

❷鍋に❶を入れてざっくり混ぜ、チキンスープを注いで塩をふり、火にかける。煮たったら蓋をして弱火で15分煮る。

❸フードプロセッサーかミキサーで滑らかなペーストにし、清潔な容器で冷蔵保存する（p.07参照）。

食べ方　ペースト150mℓを牛乳か豆乳、トマトジュース100mℓでのばし、温める。

＊カボチャもニンジンも抗酸化力の強い緑黄色野菜で、眼精疲労の回復を助けます。
＊牛乳や豆乳でのばすポタージュは、潤いを与え、水の代謝を促すことで血行促進の助けをします。
＊抗酸化物質であるβカロテンとリコピンを組み合わせると、相乗効果で抗酸化力が強くなります。光を浴びて目が疲れているときはトマトジュースでのばすとよいでしょう。

四季の養生食②

夏

夏は春に芽吹いたものが生長し、真っ赤な太陽をたっぷり浴びて豊かに繁る「赤」の季節です。

本来、夏は汗を流し、体内の熱を散らすことで自然環境と釣り合いをとります。しかし、冷房の効いた部屋と戸外の温度差に体は混乱し、バランスをくずしやすくなっています。

夏野菜は体を冷やす寒涼性のものが多く、ほてりや余熱を冷まし、暑さへの抵抗力を与え、水分補給を助けてくれます。旬の野菜を積極的にとり入れて、汗を流すことを意識しましょう。

特に、苦みは熱を冷ます作用があり、盛夏にはニガウリやズッキーニなどのウリ類がおすすめです。

ひんやりと冷たいものがおいしい季節ですが、胃腸は冷たいものが苦手。消化不良に陥り、食欲が落ちて夏バテ――、という負の循環に陥らないよう、消化しやすく、すぐに力になる甘酒が、夏におすすめの〝台所薬〟のひとつです。

そしてもう一つ、日本の台所薬といえば梅干し。昔から、暑気あたりや食欲不振改善になくてはならない食材です。

上手に汗をかき、季節の恵みをいただき、健やかに過ごしましょう。

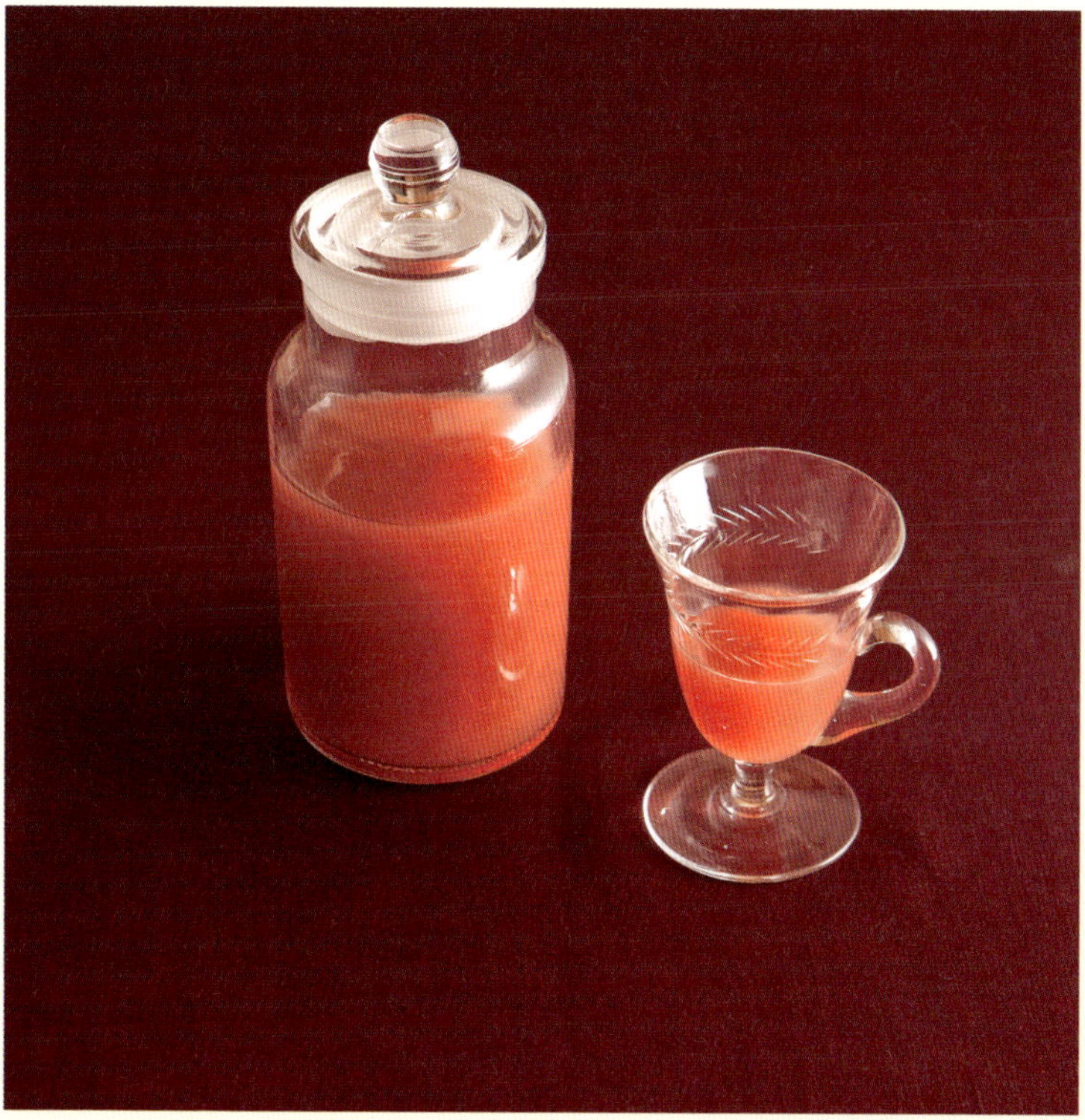

梅干しとイチジクの塩シロップ

材料（作りやすい分量）
梅干し…４個（約90g）
イチジク…２個（160g）
ハチミツ…35g

作り方
❶梅干しは小鍋に入れてかぶるほどの水を加え、煮たってから３分ゆで、水に取って冷ます。
❷イチジクは皮ごとざく切りにして鍋に入れ、❶の梅干し、水500㎖を加えて火にかける。果肉をつぶしながら弱火で20分煮詰める。
❸梅干しの種を取り除き、ハチミツを加えて細かくつぶしながらひと煮する。ミキサーやフードプロセッサーがあれば、滑らかにつぶすとよい。

保存法　冷蔵庫で３週間。

＊食欲がわかないとき、スプーンに１杯飲むのがおすすめ。
＊お湯で５倍に薄めてお茶代わりに、また水で10倍に薄めてスポーツドリンク代わりにもなる。

◉ 腰痛

腰痛に悩む人は多いのですが、その多くが原因不明だといわれています。東洋医学では痛みを生む原因は「滞って通じない」か、「滋養されずに弱っている」と考えます。簡単なことではありませんが、体内の水や血液の滞りを通じさせ、栄養を行き渡らせることが解決の糸口になります。

疲労の積み重ねや加齢により体の根本が弱り、シクシク痛むような「疲れ痛」は元気を補う食材を。痛みが長く続き、もんでも痛みが改善しない、夜になると悪化するような滞りがひどくなった「長々痛」は血流を改善する食材を。冷えると悪化する、温めると楽になる「冷え痛」は温熱性の食材を意識してとり入れるようにしましょう。他の不調同様、ストレスも腰痛の原因のひとつです。

痛みが強いときは炎症を悪化させる甘いもの、刺激物、アルコール類は控えましょう。熱感を伴う場合は「むくみ」の項（p.118）のスープも役に立ちます。

●この食材がおすすめ

疲れ痛を改善する
豚肉、レバー、卵、イカ、タコ、エビ、カキ、ホタテ貝、トウガン、トウモロコシ、ブドウ、ライチ、黒豆、黒ゴマ、クコなど

長々痛を改善する
鶏肉、羊肉、チンゲンサイ、ニラ、ネギ、タマネギ、ウド、ヤマイモ、ベニバナ、ラッキョウ、栗、黒ゴマ、松の実、クルミ、酢など

冷え痛を改善する
鶏肉、牛肉、羊肉、青背魚、色の濃い野菜、ウド、ピーマン、ニラ、ネギ、香菜、米、ショウガ、トウガラシ、サンショウ、黒砂糖、酒など

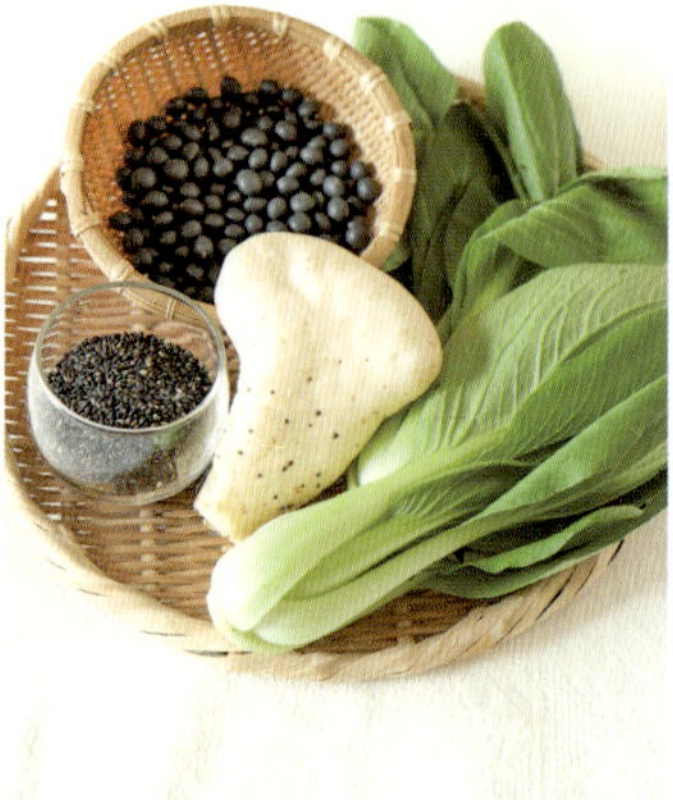

チンゲンサイは血行を促進し、炎症を抑える効果があります。ヤマイモは消化を助けて元気を補い、疲労回復に働きます。黒ゴマは足腰の衰えに効くといわれていますが、そのままでは吸収されにくいので、すりつぶして使います。黒豆は水や血液の滞りを改善し、体の根本を立て直す手助けをします。

炒り黒豆クコ茶（左）

材料（1杯分）

黒豆…大さじ1
クコ…小さじ1

作り方

❶黒豆はアルミ箔に広げ、皮がはぜるまでオーブントースターで5〜6分焼く。
❷鍋に❶と水200mℓを入れて火にかけ、煮たったら弱火で6分煮だす。
❸クコを加えて5分蒸らす。

＊黒豆とクコは、体の根本を補う組み合わせ。むくみがちな方は黒豆だけでいれてください。

カモミールジンジャーティー（右）

材料（1杯分）

カモミールティー
　（ティーバッグ）…1個
ショウガ（薄切り）…2枚
ローズマリー…3㎝

作り方

❶ポットまたは耐熱グラスに材料すべてを入れ、熱湯250mℓを注いで、5分蒸らす。

＊温めることは多くの腰痛に有効。リラクゼーション効果のあるカモミールと血流改善の働きのあるローズマリーの香りが滞りを流してくれます。

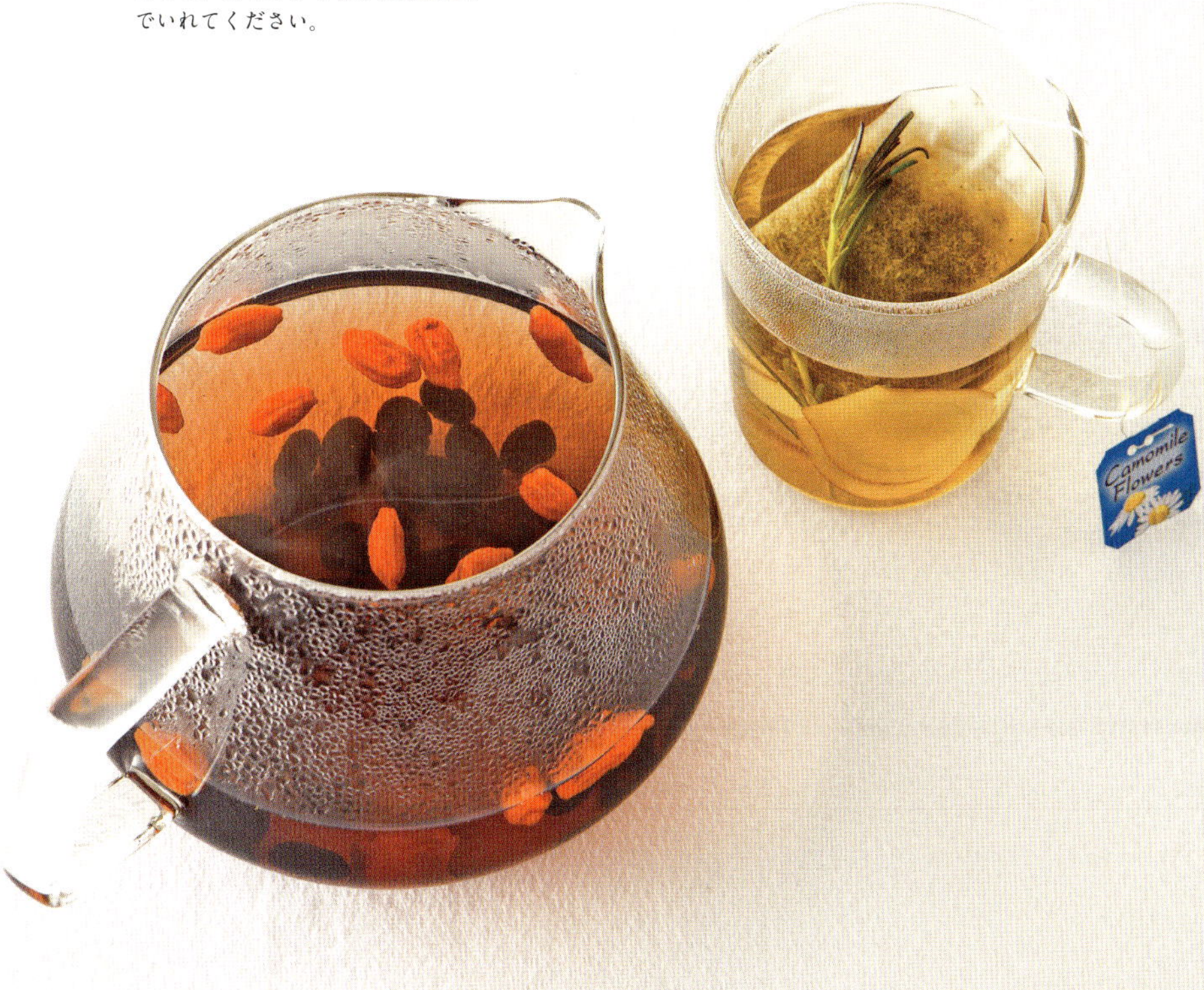

蒸しホタテとカリフラワーのスープ

カリフラワーは消化吸収を整え、筋骨を助けるとされています。ビタミンCをはじめとした多くのビタミンを含み、代謝をサポートします。ホタテ貝の豊富なアミノ酸と相まって、疲労回復にも効果があります。

材料（５杯分）

蒸しホタテ…300g
カリフラワー…１株（350g）
タマネギ…１個（150g）
ショウガ（薄切り）…１枚
アンチョビフィレ…10g
カシューナッツ…30g
A
│白ワイン…大さじ１
│コンソメ顆粒…小さじ1/2
│塩…小さじ1/2
│コショウ…少々
オリーブ油…大さじ１

作り方

❶カリフラワーは小房に切り分け、タマネギとショウガはみじん切りにする。カシューナッツは５㎜に刻む。
❷油を熱してアンチョビとタマネギ、ショウガを炒める。しんなりしたらカリフラワー、蒸しホタテを加えてざっと混ぜ、カシューナッツを加え、水600㎖とAを加える。
❸煮たったら弱めの中火にしてあくを引き、蓋を１㎝ほどずらしてかけ、７分煮る。

保存法と食べ方　p.06参照。温め効果のあるパクチーを刻んでトッピングする。

＊カシューナッツは血液を生み、さらさらと流れをよくするといわれています。
＊疲れが取れない「疲れ痛」の方におすすめのスープです。

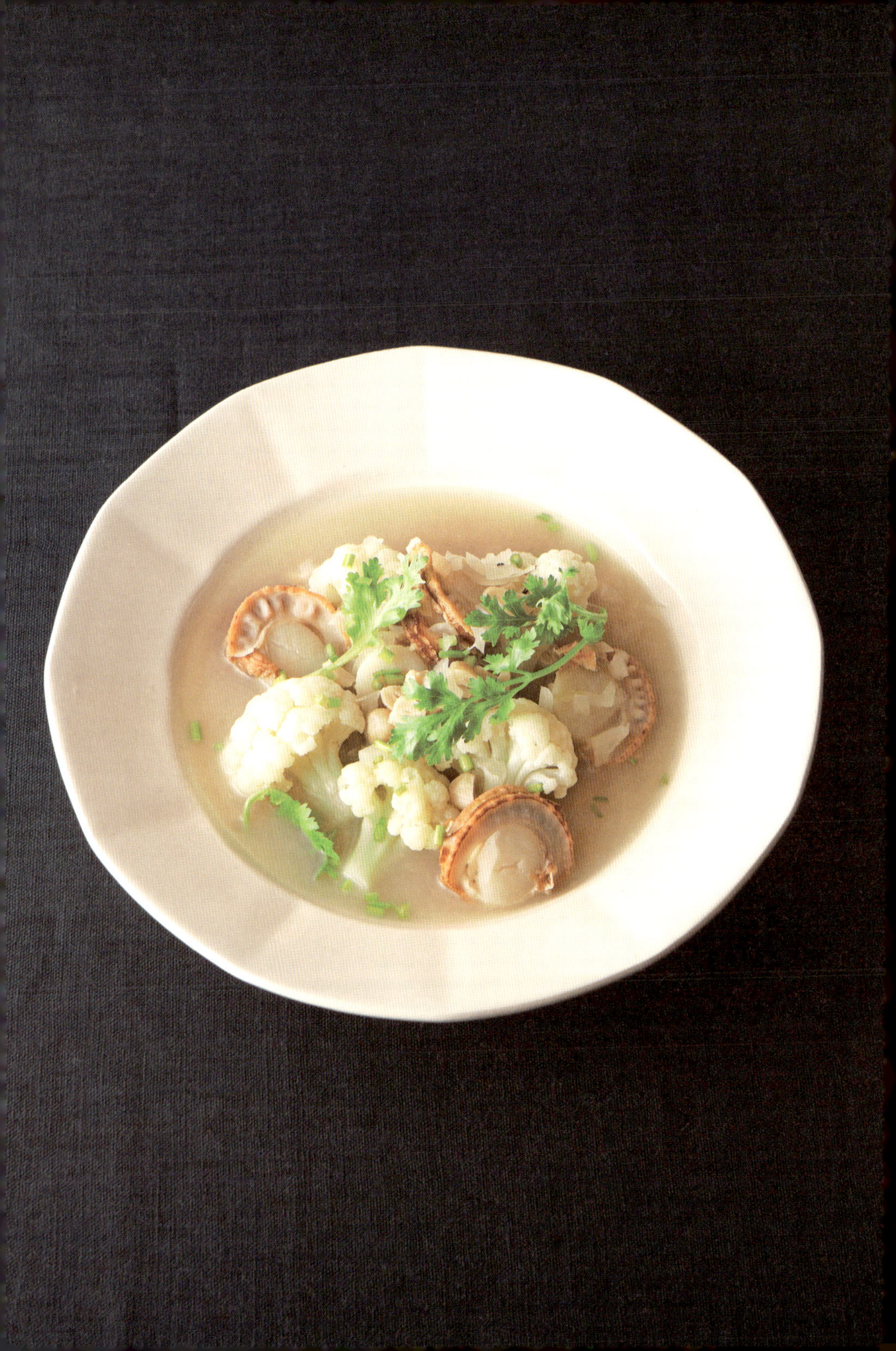

鶏肉とエンドウのアーリオオーリオスープ

「冷え痛」の方におすすめのスープで、温めて水分の代謝を促します。痛みが強いときは炎症を助長するトウガラシは使わず、ニンニクも食べるときに取り出して香りだけを楽しみます。

材料（５杯分）

鶏もも肉…１枚（300g）
スナップエンドウ
…２袋（200g）
クレソン…１把
タマネギ…１個（150g）
ニンニク…１かけ
赤トウガラシ…１本
A
　白ワイン…大さじ１
　コンソメ顆粒…小さじ1/2
　塩…小さじ1/2
塩…少々
オリーブ油…大さじ１

作り方

❶鶏肉は一口大に切り、軽く塩をふる。
❷スナップエンドウはへたとすじを取って３等分に切る。クレソンはざく切りにし、タマネギはみじん切りにする。
❸ニンニクは半分に切ってつぶす。赤トウガラシは湯に浸してやわらかくし、へたを落として種を絞り出す。
❹油と❸を弱火で熱し、香りがたったら鶏肉を焼きつける。タマネギを加えて炒め、しんなりしたら水600㎖、A、スナップエンドウも加える。
❺煮たったら弱めの中火にしてあくを引き、蓋を１㎝ほどずらしてかけ、７分煮る。最後にクレソンをちらす。

保存法と食べ方　p.06参照。

＊スナップエンドウなどのさや豆類は、水分の代謝を促進する働きがあります。グリンピースやキヌサヤ、ソラマメに代えてもおいしく効果的なスープになります。
＊クレソンは血流の滞りを解消する働きがあります。手に入りにくいときは、パセリやパセリオイル（p.11参照）で代用してください。

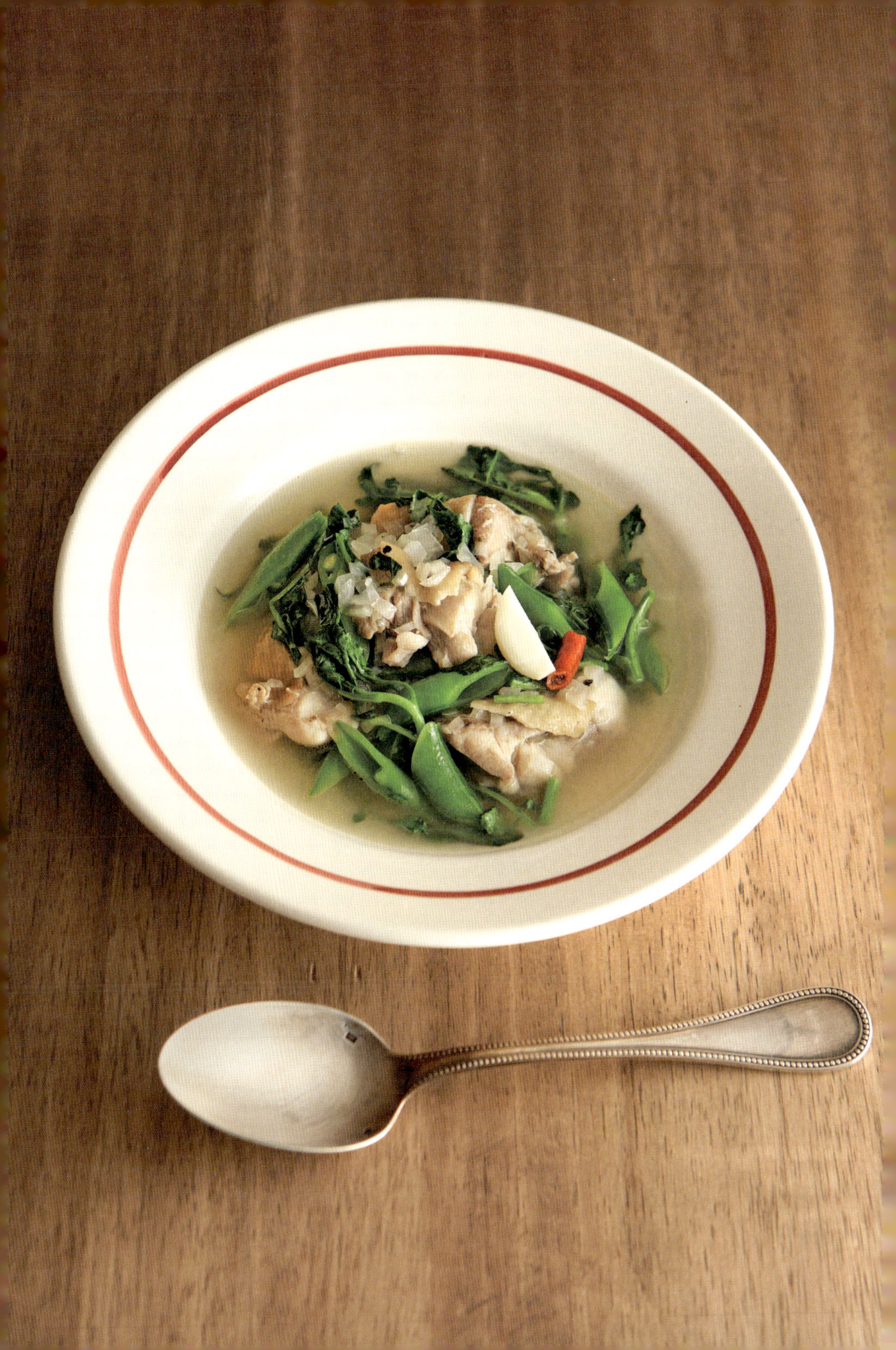

ピリ辛シーフードスープ

温めて血流をサポートする長ネギ、ショウガ、ピーマンの組み合わせです。さらに、疲労回復に効果的なシーフードミックスをプラスした、滋味豊かなスープです。

材料（5杯分）

シーフードミックス（冷凍）
　…150g
鶏ひき肉…250g
長ネギ…2本
ショウガ（薄切り）
　…2枚（10g）
ピーマン…4個
A
　ナンプラー…大さじ1
　酒…大さじ1
　トマトケチャップ…大さじ2
　七味トウガラシ…小さじ1/2
植物油…大さじ1

作り方

❶長ネギ、ショウガはみじん切りにし、ピーマンは種とへたを取って5㎜角に切る。
❷油を熱して鶏ひき肉を炒め、火が通ってポロポロになったらシーフードミックスを凍ったまま加えて、ざっと炒め合わせる。
❸❶を加えてひと混ぜし、水600mℓとAを加える。煮たったら蓋を1㎝ほどずらしてかけ、弱めの中火で6分煮る。

保存法と食べ方　p.06参照。

＊七味トウガラシを構成するスパイスの多くは、温めることで循環および消化を促進する働きがあります。
＊痛みが強いときは炎症を助長しますので、七味トウガラシは使わないようにします。体調を考慮しながら、加えるかどうかの判断をしてください。

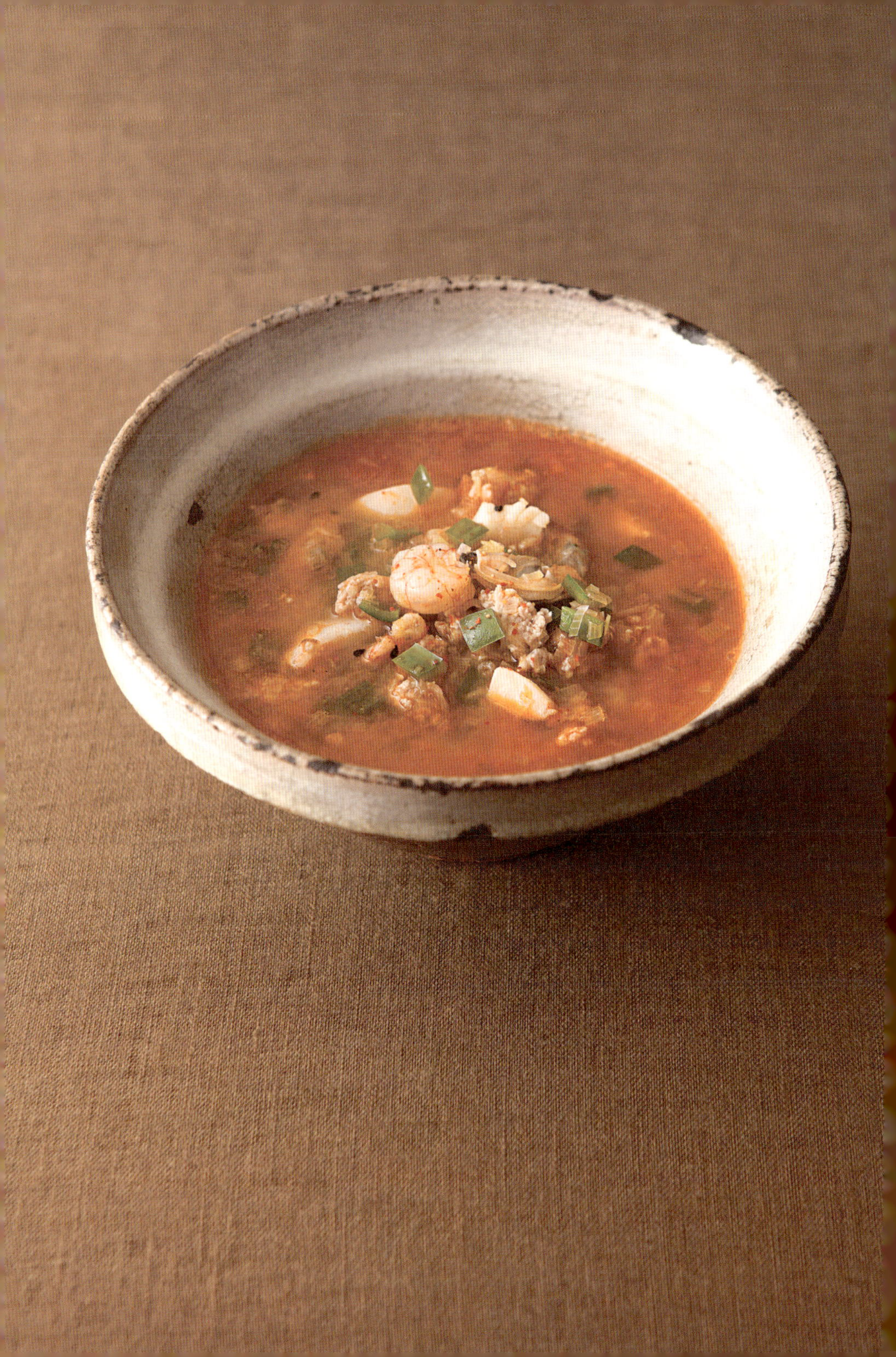

炒り黒豆とシイタケの黒スープ

下半身の痛みには水分の滞りが多くかかわっています。黒豆は水分代謝促進に働くのでおすすめの食材ですが、消化が悪いという欠点があります。口の中に甘みが広がるまでしっかりとかんでください。

材料（5杯分）

黒豆…150g
干しシイタケ（カットタイプ）
…20g
豚こま切れ肉…200g
タマネギ…1個（150g）
ニンニク…1かけ
だし昆布（あれば）
…3cm角1枚
A
しょうゆ…小さじ1
塩…少々
植物油…大さじ1

作り方

❶黒豆はアルミ箔に広げ、オーブントースターで7～8分焼く。皮がはぜ、中にうっすら焼き色が着くのが目安。皮がはぜていない場合は様子をみながらさらに焼く。シイタケは水200mℓに5分浸す。
❷タマネギとニンニクはみじん切りにし、豚肉は一口大に切る。
❸油を熱して❷を炒め、豚肉の色が変わったらシイタケをつけ汁ごと加え、水900mℓを注ぎ、黒豆、昆布も加える。
❹煮たったら弱火にしてあくを引き、蓋を1cmほどずらしてかけ、40分煮る。
❺豆がやわらかくなったらAで味を調える。

保存法と食べ方　p.06参照。

＊「長々痛」、「疲れ痛」の方に特におすすめのスープです。
＊「冷え痛」の方は、豚肉を鶏肉かラムに代えると、体を温める効果がより高まります。

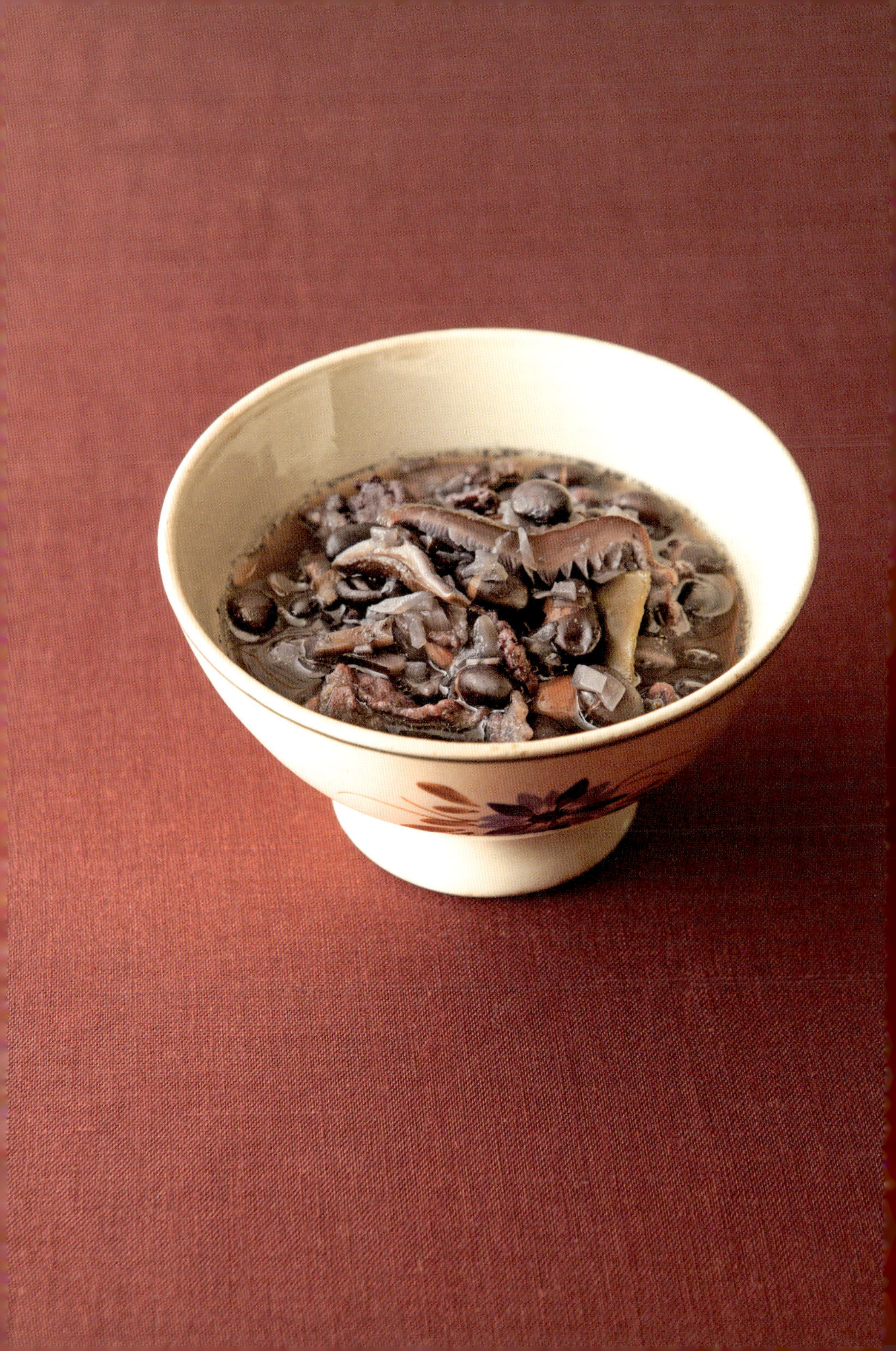

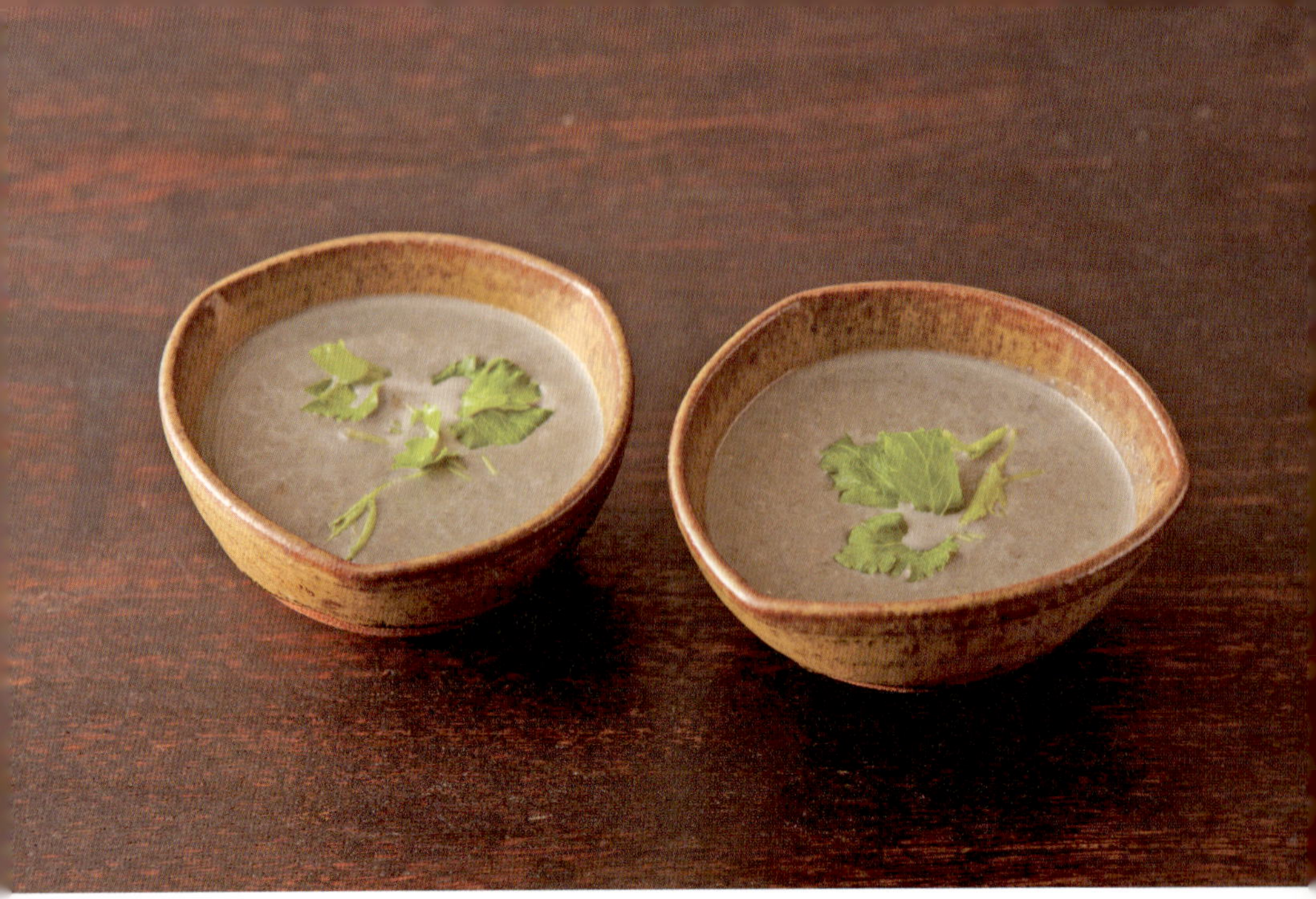

黒ゴマとニラのポタージュ

材料（5杯分）

タマネギ…1個（150g）
ヤマイモ…300g
ジャガイモ…100g
ニラ…2把（200g）
黒練りゴマ…25g
チキンスープ（または水）
…200mℓ
A
酒…大さじ1
塩…小さじ1

作り方

❶タマネギはざく切りにし、ヤマイモはいちょう切りにする。ジャガイモは一口大に切り、ニラは2cmほどに刻む。
❷鍋に❶を入れてざっくり混ぜ、チキンスープを注ぎ、Aを加えて火にかける。煮たったら弱火にし、蓋をして弱火で15分煮る。
❸ゴマを加えてフードプロセッサーかミキサーで滑らかなペーストにし、清潔な容器で冷蔵保存する（p.07参照）。

食べ方　ペースト150mℓ弱を牛乳または豆乳100mℓでのばし、みそ小さじ1で味を調え、温める。あればミツバをトッピングする。

＊黒ゴマは古くから足腰の衰えを補うといわれる栄養価の高い種実です。殻がかたくそのままでは消化できないので、練りゴマがおすすめです。ミツバは温め・発散効果が優れています。
＊ニラは温める力が強いので、痛みが激しいときには不向きです。温めると楽になる「冷え痛」におすすめのスープです。

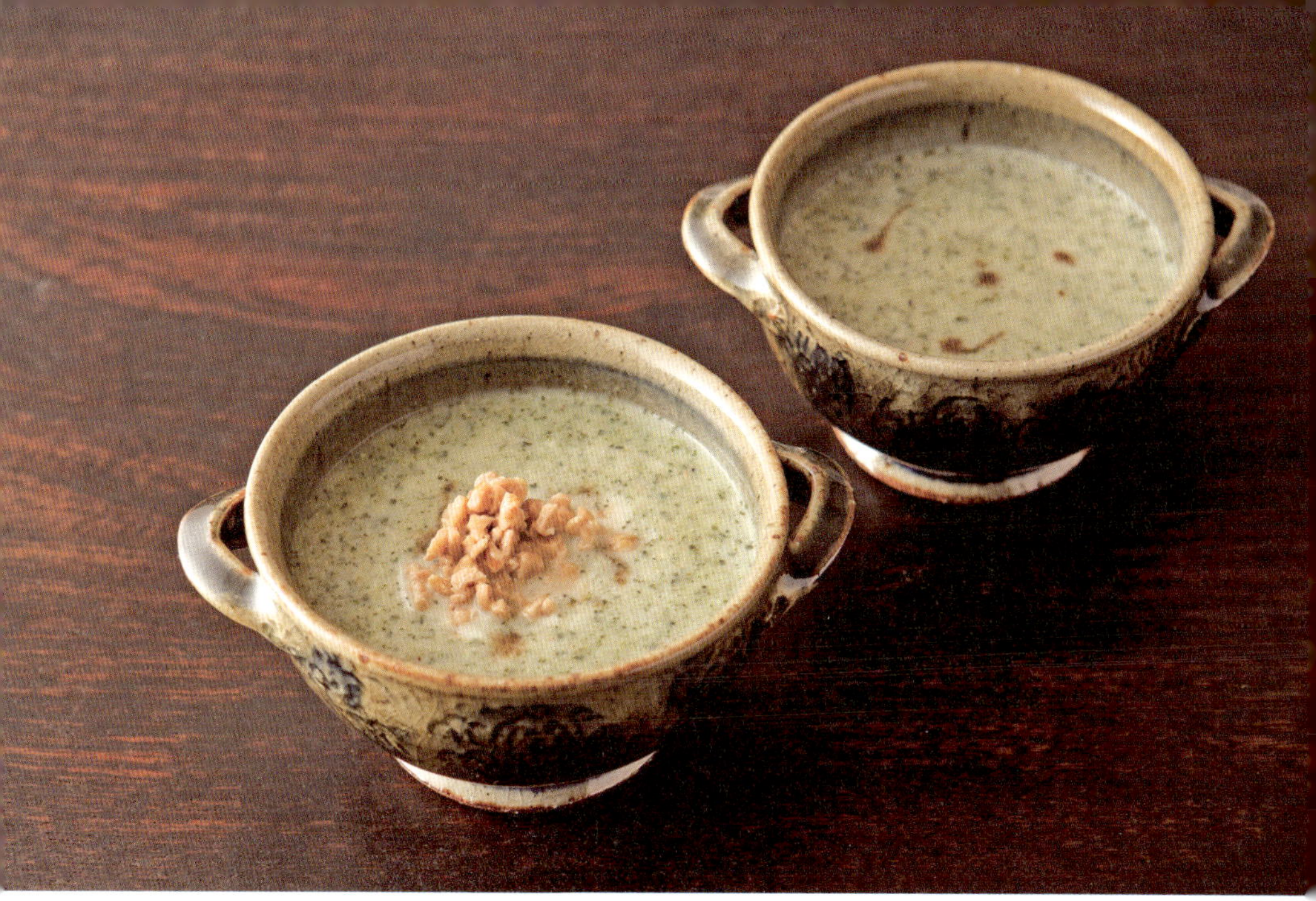

チンゲンサイと桜エビのポタージュ

材料（5杯分）

タマネギ…1個（150g）
ナガイモ…300g
チンゲンサイ…2把（400g）
桜エビ（または乾燥小エビ）
…10g
だし汁（または水）…150mℓ
酒…大さじ1
塩…小さじ1

作り方

❶タマネギはざく切りにし、ナガイモは皮ごといちょう切りにする。チンゲンサイは1㎝幅に刻む。
❷鍋に❶を入れてざっと混ぜ、桜エビをちらしてだし汁を注ぎ、酒と塩を加えて火にかける。煮たったらざっと混ぜ、蓋をして弱火で15分煮る。
❸フードプロセッサーかミキサーで滑らかなペーストにし、清潔な容器で冷蔵保存する（p.07参照）。

食べ方　ペースト150mℓを牛乳か豆乳100mℓでのばし、温める。しょうゆを数滴落とす。好みでひきわり納豆をトッピングする。

＊桜エビは体を温める温性食材で、血流を改善する働きがあります。カルシウムなどミネラル類の補給にも便利です。オキアミを乾燥させた小エビを利用しても同様の効果が得られます。
＊肉や魚など、筋肉のもととなるおかずを添えるのがおすすめ。消化する力が衰えているときは、ひきわり納豆のトッピングがおすすめです。

◉ 不眠

疲れているのに眠れない日が続くと、眠ることにも力が必要なのだな、と思います。眠れず、疲労感が増し、イライラ、ドキドキし、さらに熟睡できないという悪循環。不調のときに出る症状は自分の体質の偏りをあらわしていることが多いもの。

イライラしているときは頭に熱が上がりやすい状態なので、熱を冷まして心を休める食材が助けになります。強い酸味のものや香辛料、体を温める温熱性の食品は避けましょう。ソワソワと落ち着かない場合は、体が乾燥していることが多いので、潤して心を落ち着ける食材を使います。このタイプには乾燥の項（p.130）のスープも役に立ちます。体が虚弱な状態にあると不安も続き、ドキドキして落ち着くことができません。そんなときは消化器官を整え、力を補う食材が助けになります。

甘いものや脂質のとりすぎ、暴飲暴食は浅い眠りや中途覚醒を引き起こします。思い当たる場合は食生活を見直すことも必要です。食事後、眠るまでの時間が短い方は、夕食は軽めにし、具だくさんのスープは昼や朝食に取り入れてください。

●この食材がおすすめ

イライラ不眠タイプ
アサリ、カキ、シジミ、セロリ、トマト、ニガウリ、セリ、ユリ根、キンカン、ワカメ、昆布、アワ、小麦、大麦、玄米、アーモンド、緑茶など

ソワソワ不眠タイプ
アジ、イワシ、イカ、アサリ、カキ、シジミ、貝柱、卵、チンゲンサイ、ハクサイ、セロリ、オクラ、ヤマイモ、ユリ根、キクラゲ、クコ、ジュンサイ、黒豆、小麦、玄米、アーモンド、牛乳など

ドキドキ不眠タイプ
鶏肉、牛肉、イワシ、カツオ、イカ、タコ、小松菜、ホウレンソウ、ニンジン、キャベツ、ジャガイモ、ヤマイモ、ユリ根、ブドウ、栗、黒豆、米、ピーナッツなど

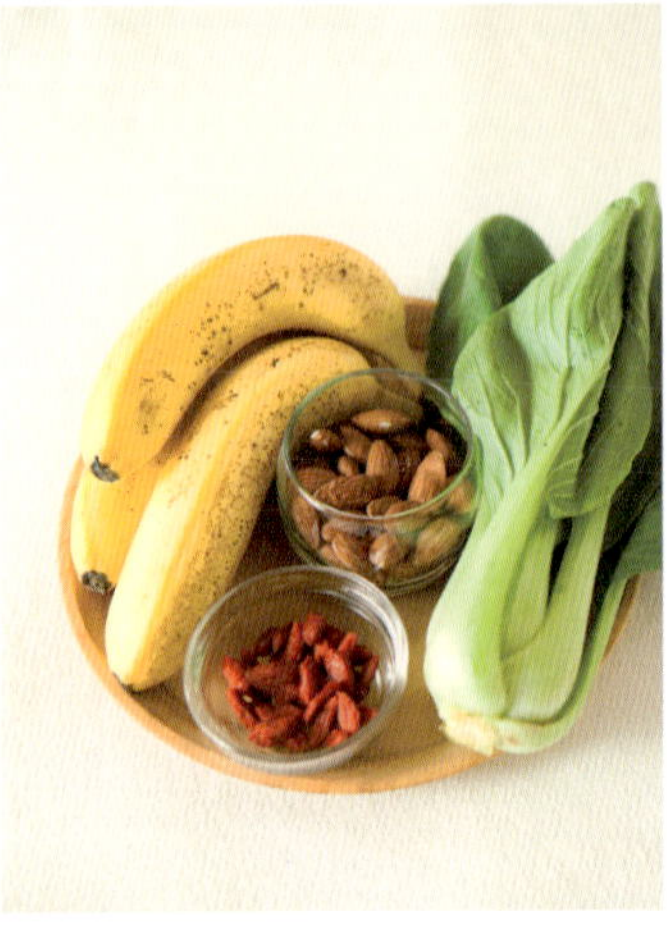

クコは疲労回復や潤いをもたらし、ソワソワと落ち着かない方にぴったり。バナナは体を冷やす寒性なので温めて食べるのがおすすめ。アーモンドは血流を改善して食欲を取り戻し、心の安定に働きます。チンゲンサイは血液の巡りを回復し、不安解消に役立ちます。

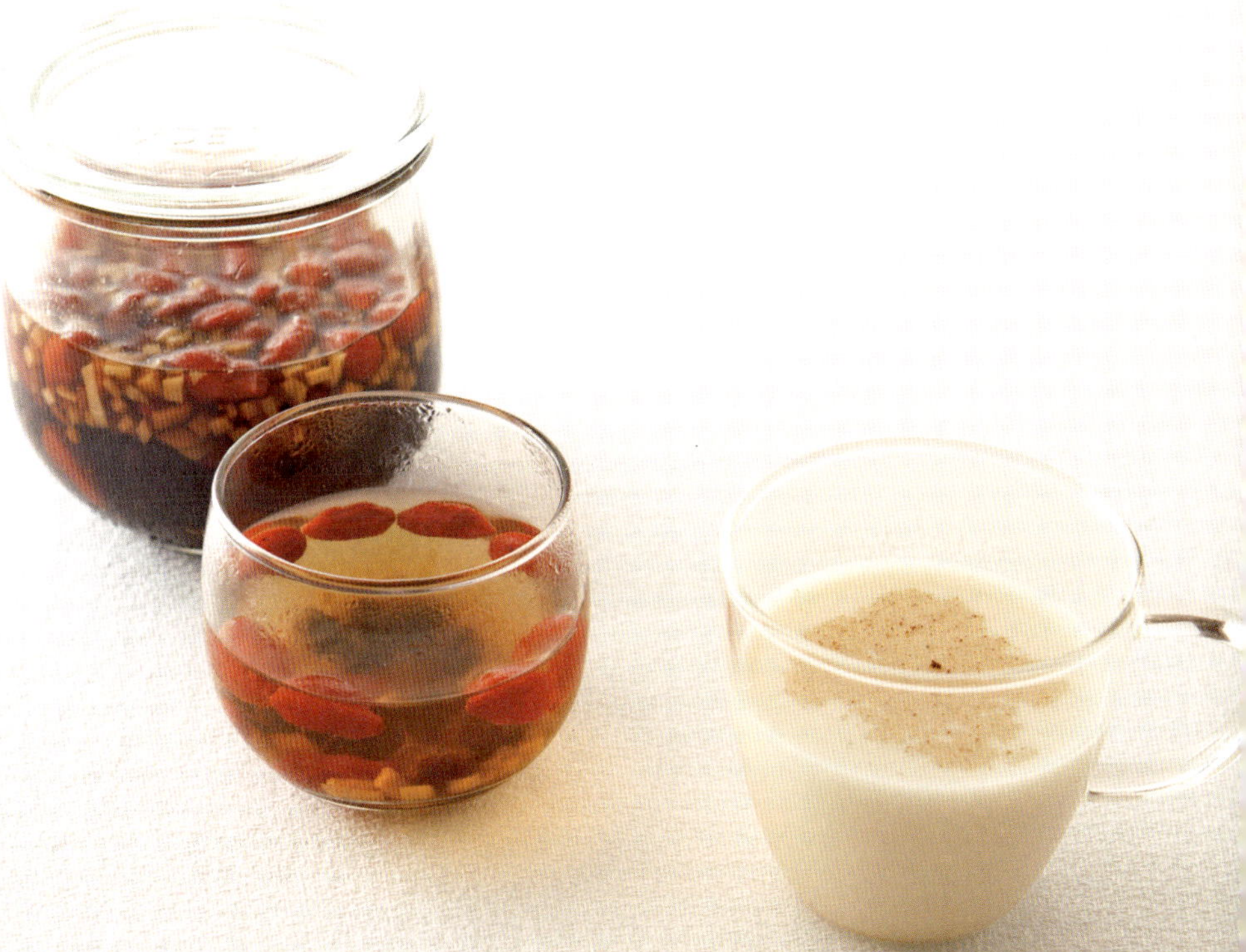

ホットビネガードリンク（左）

材料（作りやすい分量）

ショウガ（みじん切り）
　…25g

干しブドウ…30g

クコ…20g

黒糖…30g

リンゴ酢…100mℓ

作り方

❶材料すべてを混ぜ合わせ、冷蔵庫で保存する。

❷５倍ほどの熱湯を注いで飲む。

＊潤いを与え、心を落ち着けるドリンクです。イライラタイプの方で酸味がきついと感じる場合は向きません。

カモミールミルクティー（右）

材料（１杯分）

カモミールティー
　（ティーバッグ）…１個

牛乳…50mℓ

シナモンパウダー（好みで）
　…少々

作り方

❶カップにティーバッグと熱湯100mℓを入れて茶を出し、温めた牛乳を注ぐ。シナモンをふる。

＊カモミールミルクティーはナイトティーの定番。ほっと心を落ち着け、体を温めてくれます。

鶏肉と小松菜のココナッツミルクスープ

ココナッツミルクは消化機能を整えて、元気になる手助けをします。水分の代謝を整える作用もあり、むくみやすい方にもおすすめ。体に潤いをもたらし、イライラを鎮めてくれる小松菜との組み合わせが効果的です。

材料（5杯分）

鶏もも肉…1枚（300g）
小松菜…1把（300g）
ジャガイモ…300g
タマネギ…1個（150g）
A
　ココナッツミルク
　　…1缶（400g）
　ナンプラー…大さじ1
　酒…大さじ1
　塩・コショウ…各少々
焼き栗…30g
植物油…大さじ1

作り方

❶鶏肉は一口大に切り、小松菜はざく切りにする。ジャガイモは一口大に切り、タマネギは1cm角に切る。
❷油を熱して鶏肉とタマネギを炒め、色が変わったらAと水300mlを加える。ジャガイモも加え、弱めの中火にして蓋を1cmほどずらしてかけ、7分煮る。
❸小松菜を加えてひと煮し、焼き栗をちらす。

保存法と食べ方　p.06参照。

＊特に、疲れが抜けない「ドキドキ不眠」タイプの方におすすめです。
＊栗は体を温める温性食材です。血流を改善して、体を作るサポートをし、元気を生み出します。冷えが気になる方には特におすすめです。

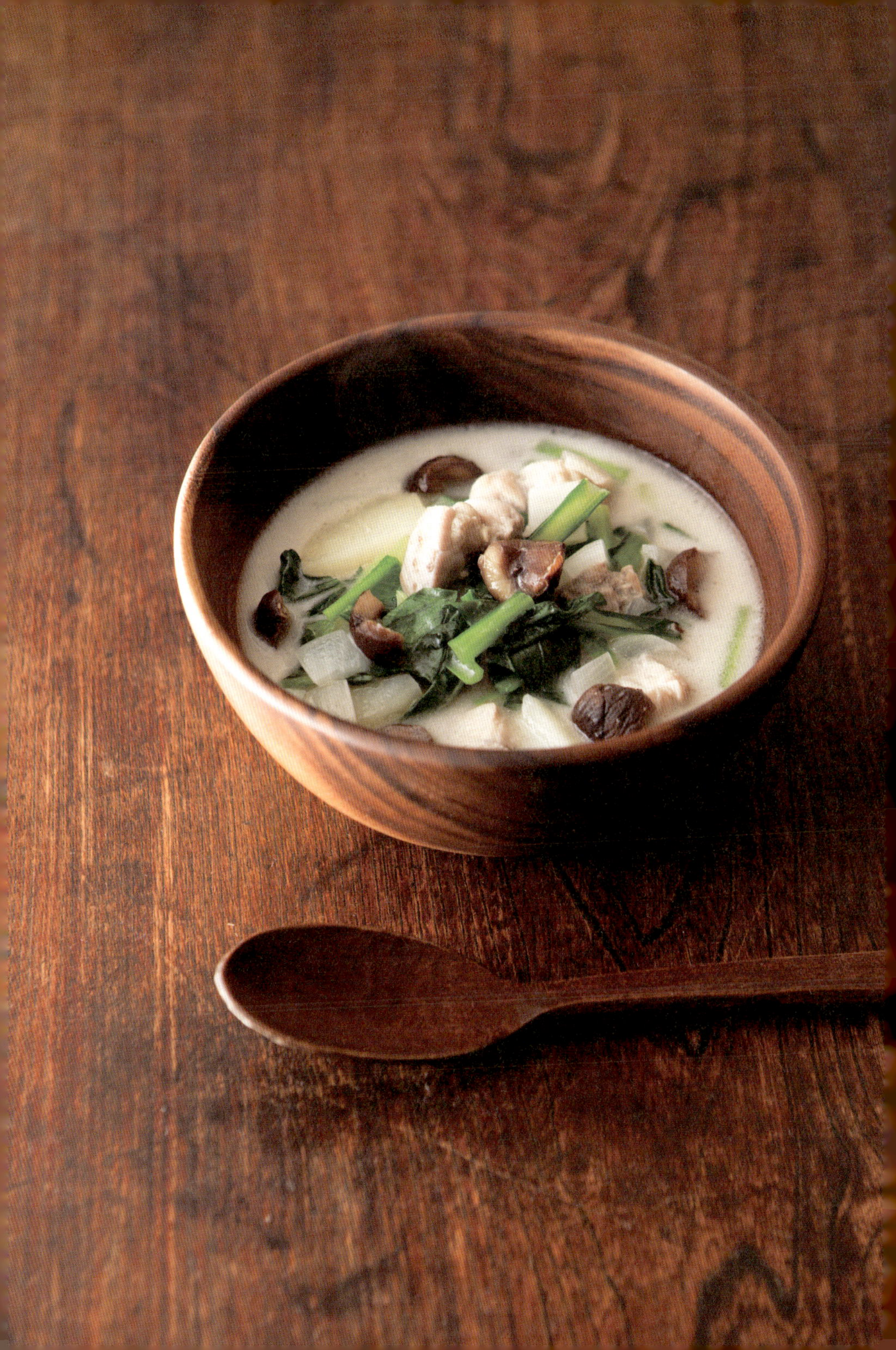

イカとキクラゲのアクアパッツァ

すべてのタイプの不眠症におすすめできるスープです。冷え体質の方は生のトマトは使用せず、トマトペーストまたはトマトケチャップ大さじ1~2杯を加えてください。バジルは消化を促進してイライラを鎮める効果があります。

材料（５杯分）

スルメイカ…２杯（約300g）
生キクラゲ
…１パック（100g）
トマト…２個（300g）
ピーマン…３個（100g）
タマネギ…１個（150g）
ニンニク…１かけ
A
白ワイン…大さじ３
コンソメ顆粒…小さじ１
塩…少々
オリーブ油…大さじ１

作り方

❶イカは内臓を除いて胴は１cm幅に、足は食べやすい大きさに切る。
❷キクラゲは２cm角に切り、トマトはへたを落としてざく切りにする。ピーマンはへたと種を除いて２cm角に切る。タマネギはみじん切りにする。ニンニクは半分に切ってつぶす。
❸油とニンニクを弱火で熱し、香りがたったらタマネギを炒め、イカを加えてざっと炒め合わせる。
❹トマト、ピーマン、キクラゲも加え、Aと水400mℓを加える。煮たったら蓋を１cmほどずらしてかけ、弱めの中火で５分煮る。

保存法と食べ方　p.06参照。あればバジルをトッピングする。

＊イカは血を補い、体力回復に役立ちます。月経不順がある方は、調経作用を持つといわれるサフランをひとつまみ加えるとよいでしょう。
＊キクラゲも潤いを生み、血の生産のサポートをします。乾物の場合は、約10gを水に浸してやわらかくもどし、石づきをつまみ取ってから使います。

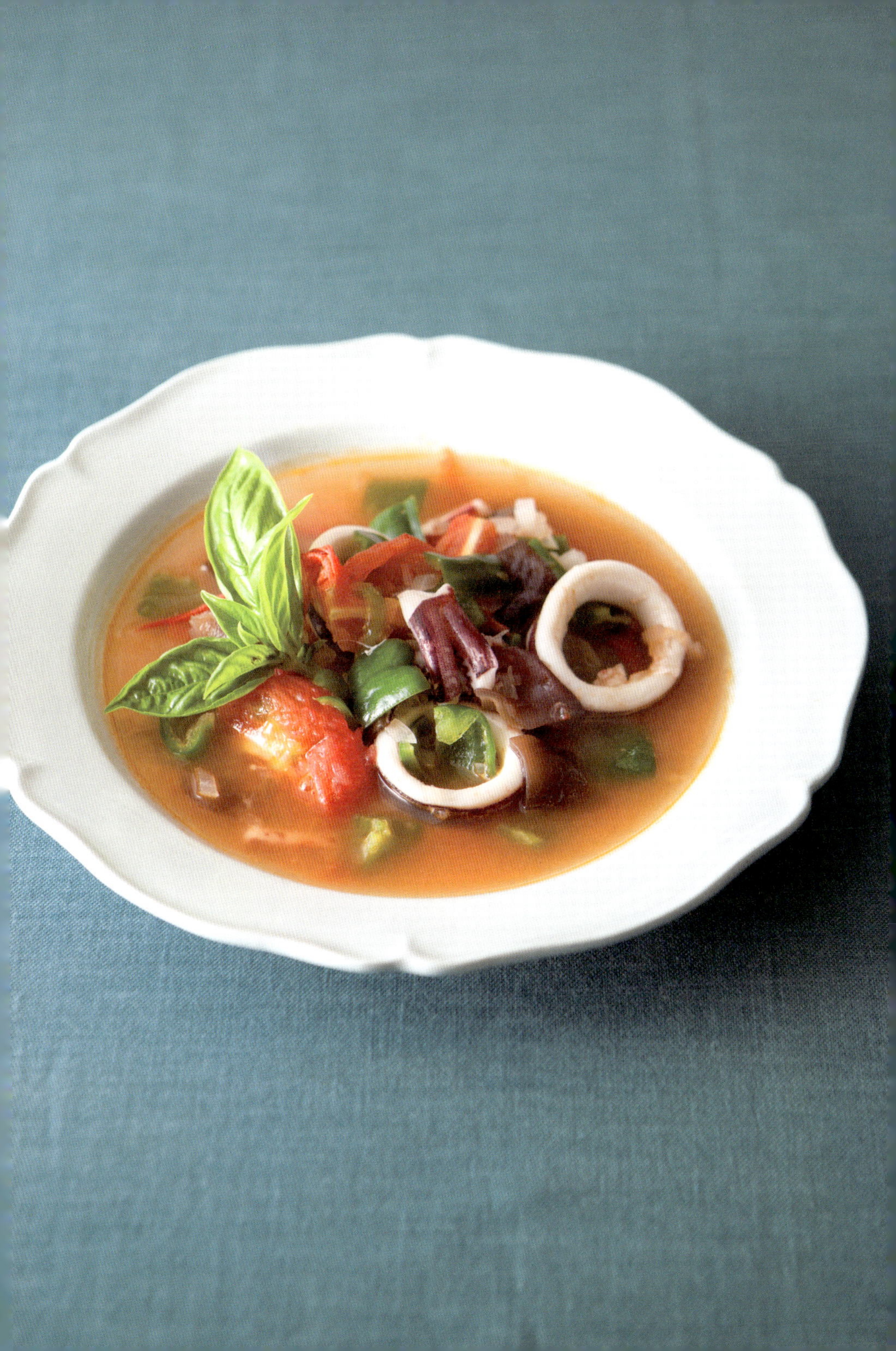

ひじきとイワシ缶のみそスープ

ひじきは血を補う働きをして、不安やイライラを鎮めてくれます。体のエネルギー源となるサツマイモは「ソワソワ不眠」タイプにおすすめの食材。「ドキドキ不眠」の方にもぴったりなスープです。

材料（５杯分）

イワシ缶（味付き・かば焼き缶などでも）
…２缶（内容量80g×２）
ひじき（乾）…20g
ニンジン…1/2本（80g）
サツマイモ…250g
細ネギ…６本
A
だし汁…600mℓ
みそ…大さじ１
酒…大さじ１

作り方

❶ひじきは水に浸してもどし、食べやすく刻む。ニンジンはいちょう切り、サツマイモは２cm厚さの食べやすい大きさに切る。
❷鍋にAを煮たてて❶を入れ、サツマイモに火が通るまで７分煮る。
❸イワシ缶を缶汁ごと加えてひと煮し、細ネギを小口切りにしてちらす。

保存法と食べ方　p.o6参照。「イライラ不眠」の方は細ネギではなく、セリかクレソンをたっぷり加えて仕上げてください。

＊丸ごと食べることができるイワシ缶は血を補う力が強く、精神の疲れをサポートします。
＊ドキドキ不眠タイプの方には鶏肉、牛肉、イワシ、カツオ、イカ、タコ、小松菜、ホウレンソウ、ニンジン、キャベツ、ジャガイモ、ヤマイモ、ユリ根、黒キクラゲ、ブドウ、リュウガン、栗、黒豆、米、ピーナッツなどがおすすめです。

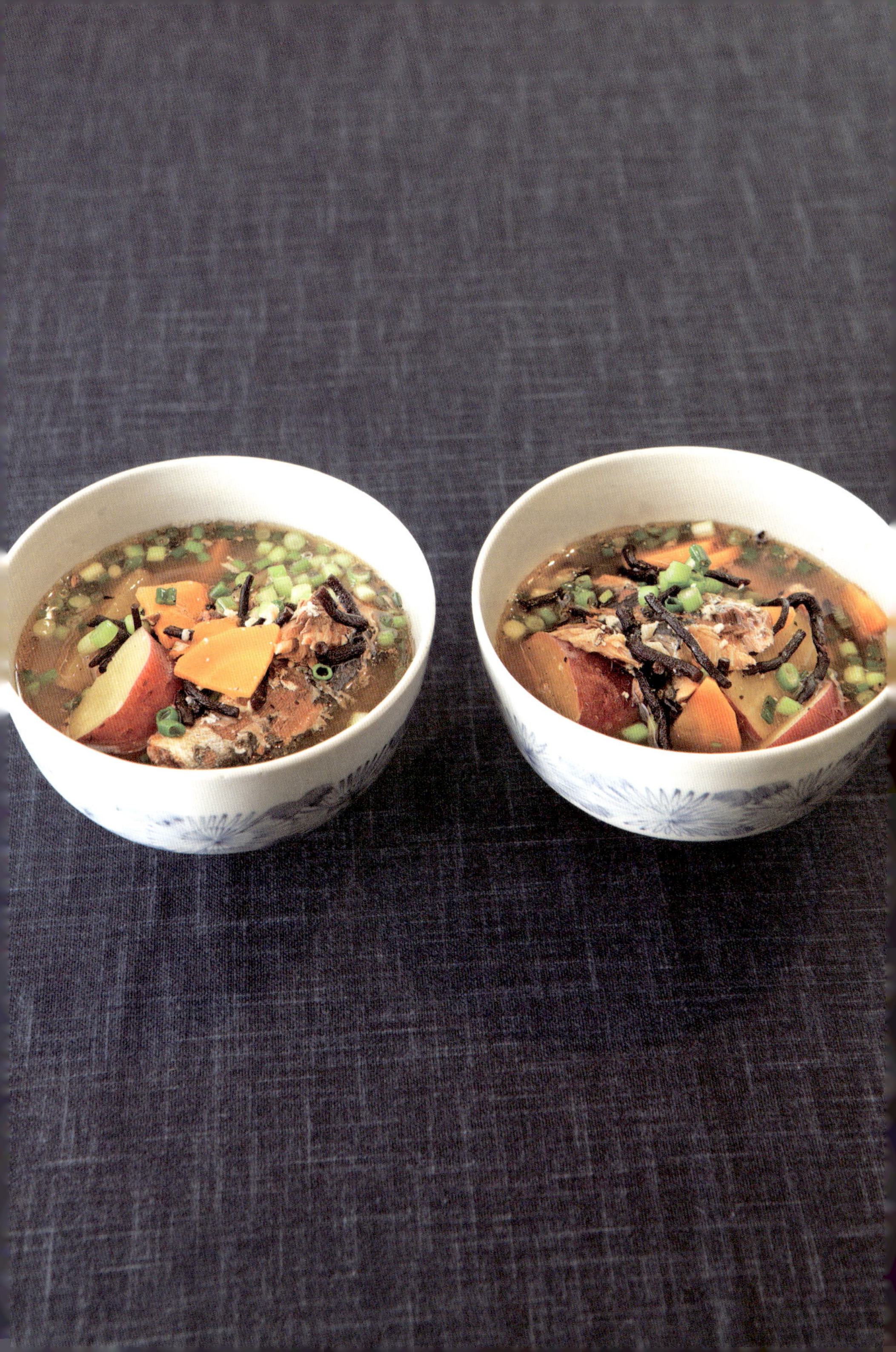

アサリとブロッコリーのチャウダー

ブロッコリーは衰えた体の機能回復を促すので、疲れが取れない方にぴったり。エリンギは潤す力をもち、渇きを抑えてくれます。寝汗の多い方にもおすすめの食材です。

材料（5杯分）

アサリ水煮缶
（または冷凍アサリ）
…1缶（内容量90g）
鶏ひき肉…250g
ブロッコリー…150g
エリンギ…100g
タマネギ…1個（150g）
A
牛乳…600mℓ
白ワイン…大さじ1
コンソメ顆粒…小さじ1
塩…少々
薄力粉…大さじ2
植物油…大さじ1

作り方

❶ブロッコリーは小房に切り分ける。エリンギは1cm角に刻み、タマネギはみじん切りにする。

❷油を熱して鶏ひき肉を炒め、ポロポロになったらタマネギとエリンギを炒める。しんなりしたら薄力粉をふり入れて全体になじませ、Aを注ぎ、混ぜながらとろみをつける。

❸アサリの水煮缶を缶汁ごと加え、ブロッコリーも加えて、混ぜながら6分煮る。

保存法と食べ方　p.06参照。おなかを温め、消化を助けるナツメグをふる。

＊アサリは疲労を回復し、精神を安定させる働きがあります。缶詰はうまみ豊富な缶汁ごと使います。

＊すべてのタイプの不眠におすすめのスープです。元気を補い、心を落ち着かせてくれます。

＊「イライラ不眠」タイプの方はナツメグやコショウは使わずに仕上げてください。

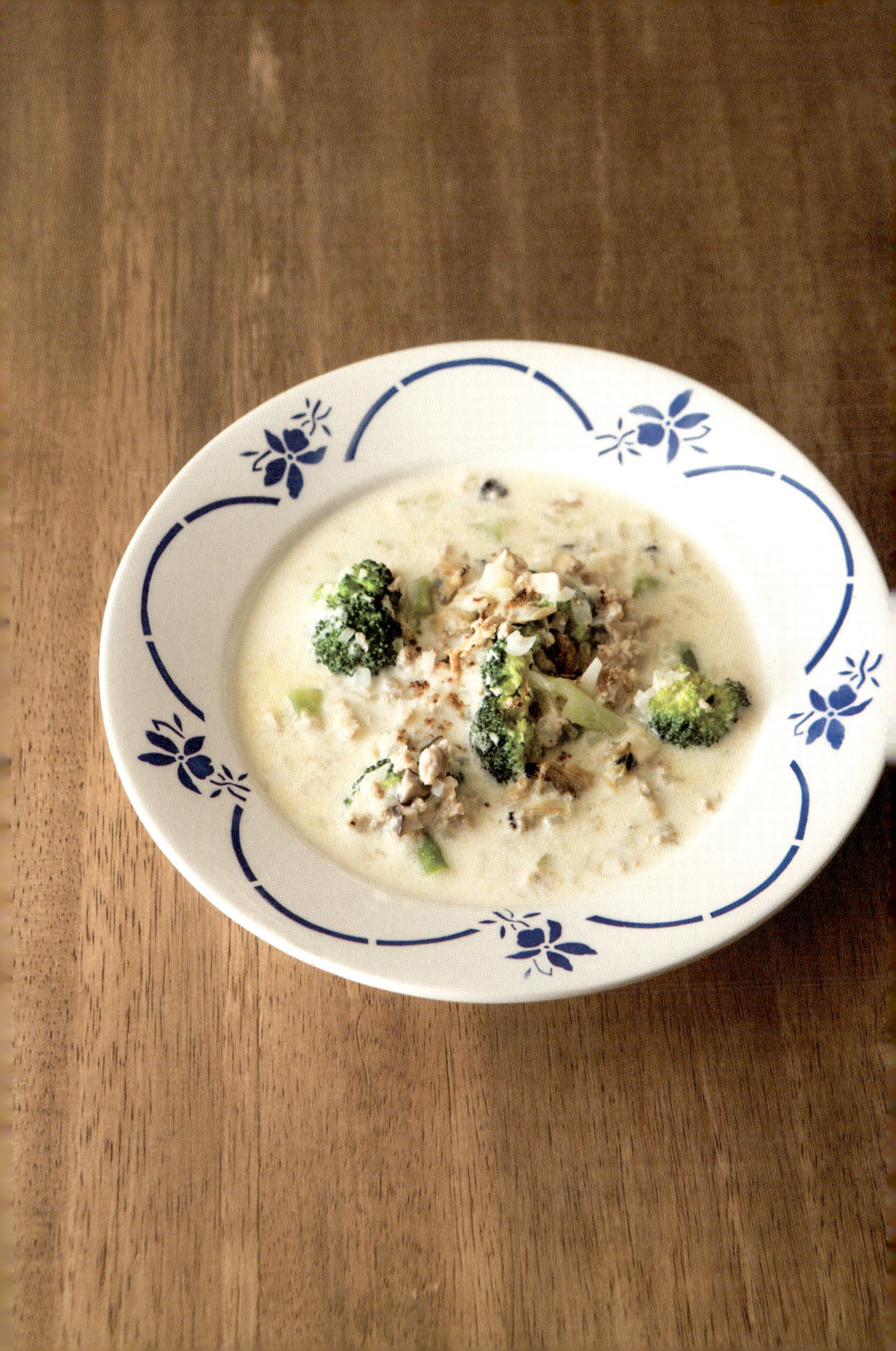

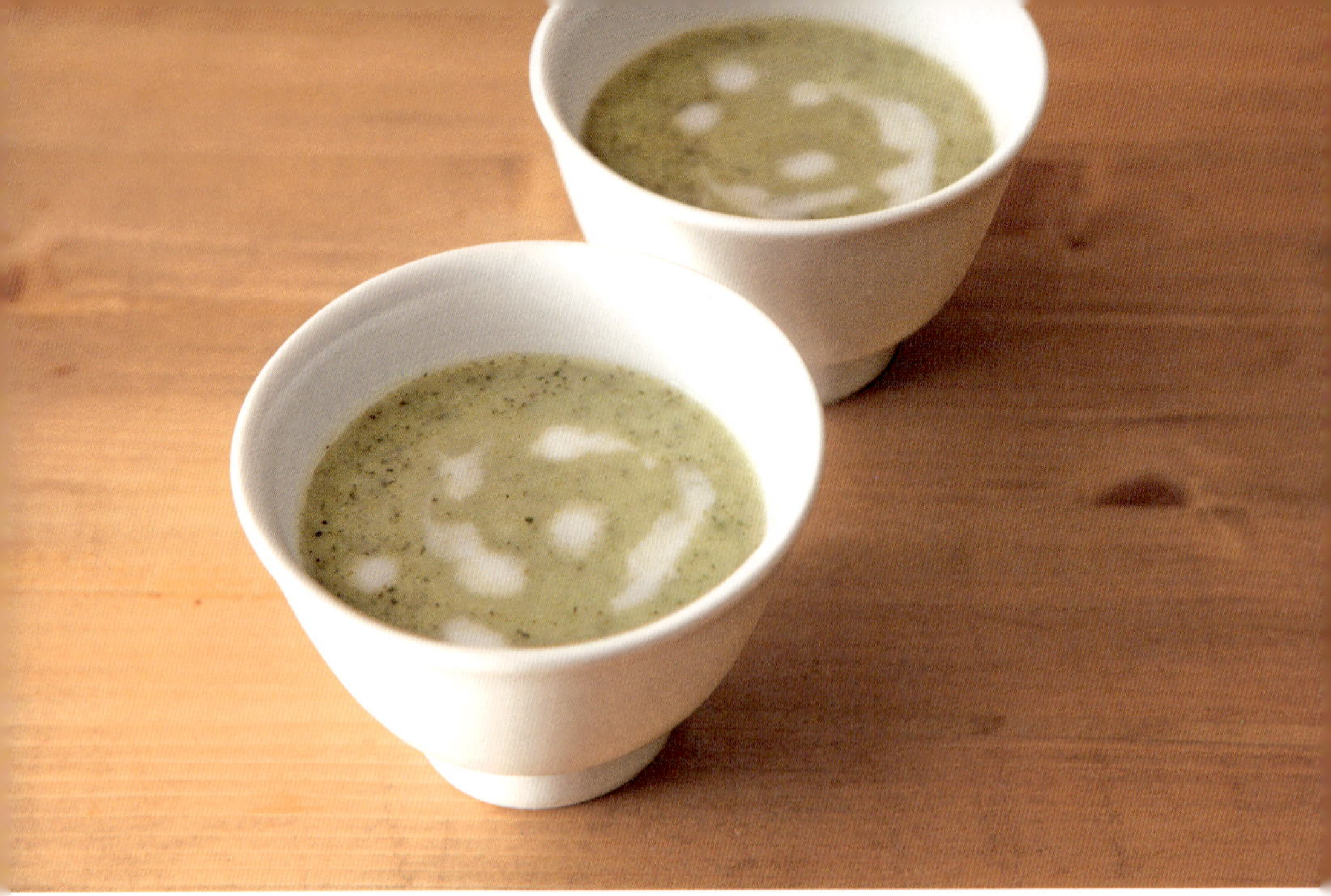

チンゲンサイとユリ根のポタージュ

材料（5杯分）

チンゲンサイ…2株（300g）
ユリ根…大1個（150g）
ナガイモ…300g
だし汁…250mℓ
塩…小さじ1

作り方

❶チンゲンサイはざく切りにする。ユリ根は水に放っておがくずを洗い流し、鱗片を1枚ずつはがし、傷がひどい部分はそぎ落とす。ナガイモは皮をむいていちょう切りにする。

❷鍋に❶を入れてざっと混ぜ、だし汁と塩を加え、火にかける。煮たったらざっと混ぜ、蓋をして弱火で15分煮る。

❸フードプロセッサーかミキサーで滑らかなペーストにし、清潔な容器で冷蔵保存する（p.07参照）。

食べ方　ペースト150mℓ弱をアーモンドミルク（無糖）または牛乳100mℓでのばす。アーモンドミルク少々をトッピングする。

＊ユリ根は百合（ビャクゴウ）と呼ばれる生薬で、心が落ち着かず夢を多く見るような場合に使われます。すべての不眠タイプにおすすめの夕食向きのポタージュです。
＊アーモンドミルクは、すりつぶしたアーモンドに水を加えたドリンクで、乳類は加えられていません。無糖を選んでください。心を落ち着ける効果があるので、夕食におすすめです。

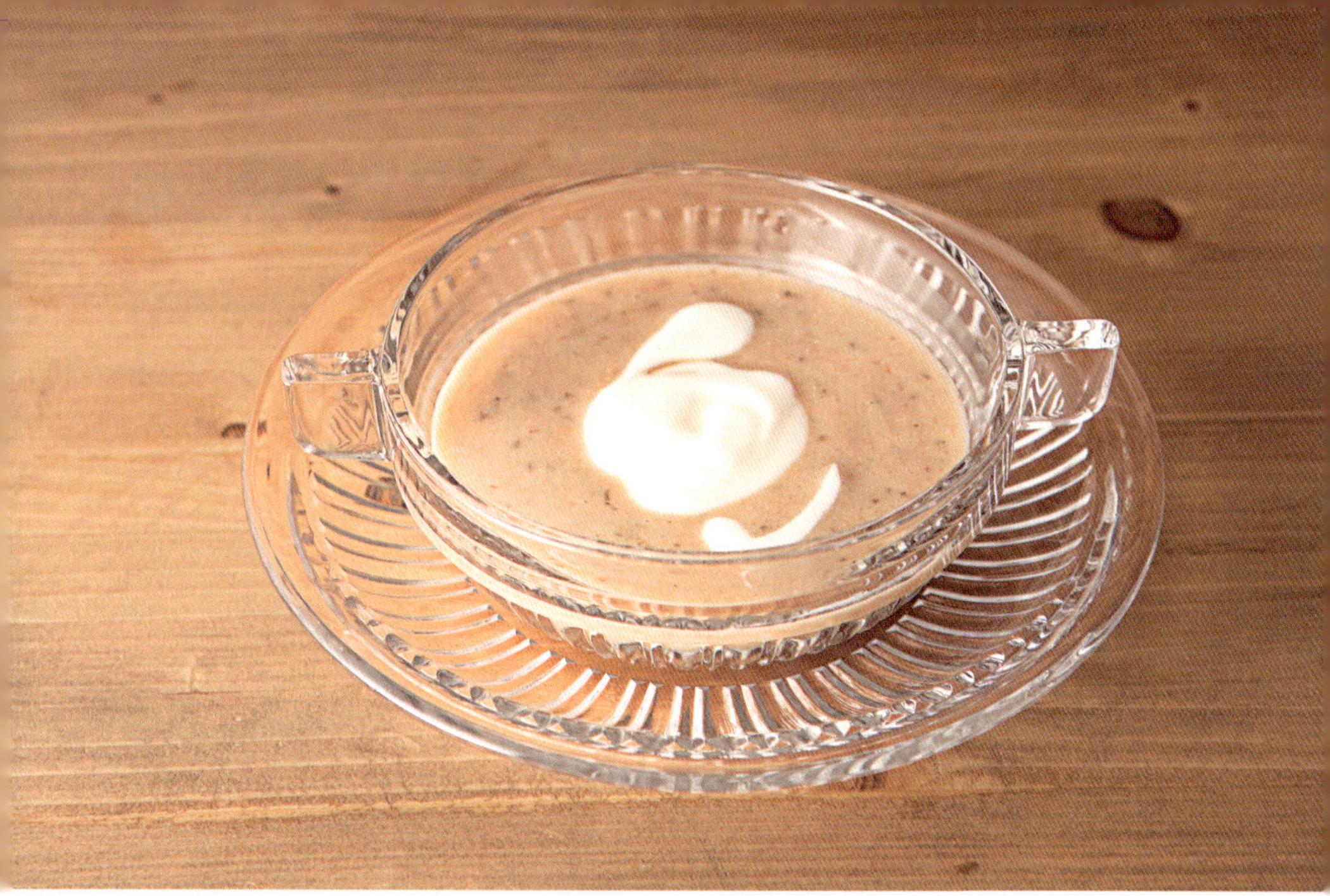

トマトとバナナのポタージュ

材料（５杯分）

トマト…２個（300g）
セロリ…100g
バナナ…３本（400g）
塩…小さじ１

作り方

❶トマトはへたを取ってざく切りにし、セロリは薄切りにする。バナナは一口大にちぎる。
❷鍋に❶を入れてざっと混ぜ、水50mℓと塩をふり、火にかける。煮たったら蓋をして弱火で15分煮る。
❸フードプロセッサーかミキサーで滑らかなペーストにし、清潔な容器で冷蔵保存する（p.07参照）。

食べ方　ペースト150mℓ弱を豆乳または牛乳100mℓでのばし、温める。ヨーグルト大さじ１杯をトッピングし、混ぜていただく。

＊朝食か昼食におすすめのポタージュです。
＊おなかが冷えやすい方には向きません。イライラ・ソワソワ不眠タイプの方におすすめです。
＊体の渇きをいやし、落ち着きを与えてくれるバナナは精神安定にかかわるトリプトファンやビタミンＢ６も含みます。

◉月経痛

東洋医学では痛みは「通じない」「栄養されない（弱っている）」ことから起こると考えます。通じない原因は冷えやストレス、疲労、体質などさまざまですが、大量の血液を排出する月経では「血が足りないから通じない」場合も多く、女性は月経時以外でも血を生み出す食材を補いたいものです。

血液を動かす力を「気」と表現します。月経前の不調（ＰＭＳ＝月経前症候群）にお悩みの方は、気を巡らせる食材と血を生む食材の組み合わせが必要です。イライラが激しい場合も、通じさせ、血流をスムーズにする食材を意識してとりましょう。月経後半から終わりに痛む方は血を補う食材が役に立ちます。

冷えを伴う「冷痛」も多い悩みですが、月経開始は基礎体温が下がり、栄養を支える血液が排出されるので、寒さにも敏感になります。冷やさないようにすることはとても大切です。しかし、トウガラシや香辛料のように刺激的に温めるものはこの時期には向きません。油っぽいものや塩辛いものも避け、消化しやすい食事で体を養い、いたわることが大切です。

●この食材がおすすめ

月経中の冷痛
鶏肉、羊肉、マグロ、エビ、ニラ、ネギ、ラッキョウ、クルミ、栗、黒ゴマ、黒糖など

月経後半の痛み
鶏肉、豚肉、牛肉、青背魚、イカ、タコ、カボチャ、ニンジン、ホウレンソウ、小松菜、ヤマイモ、リンゴ、米、アーモンド、黒豆、黒ゴマなど

PMS
チンゲンサイ、ニラ、ネギ、タマネギ、エンドウ、オレンジ、青ジソ、ミカン、サフラン、酢など

滞りを解消する
ナバナ、ニラ、パセリ、ミツバ、クランベリー、サフラン、黒糖、酢など

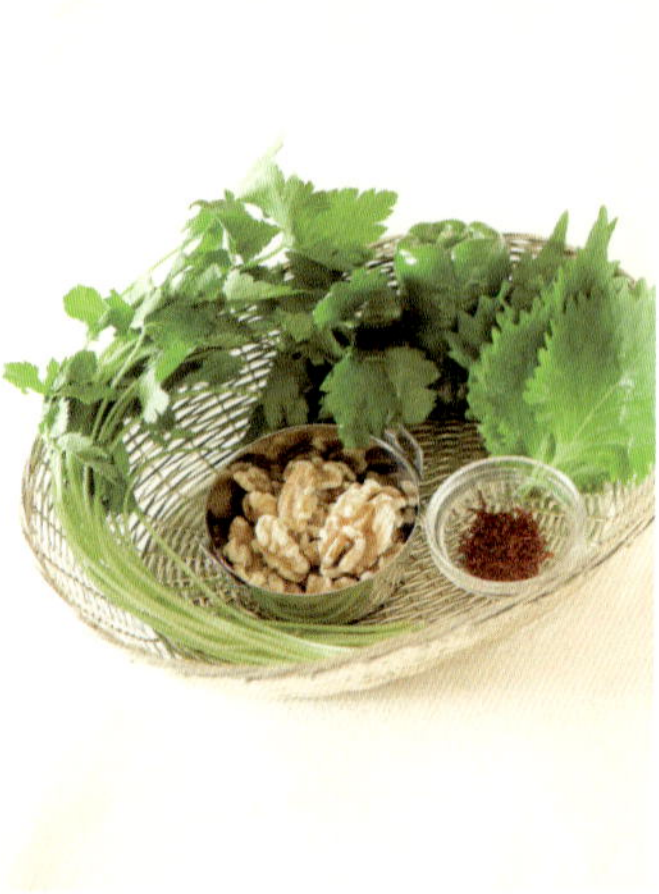

青ジソやミツバは寒さを散らし、その香りで心を落ち着け、滞った気を巡らせてくれます。サフランはストレスを緩和し、血を補い巡らせる力の強いスパイス。クルミは冷えによる滞りの解消に働きます。

サフラン入りルイボスティー（左）

材料（1杯分）

ルイボスティー
　（ティーバッグ）…1個

サフラン…ひとつまみ

作り方

❶ティーポットかカップにティーバッグとサフランを入れ、熱湯150mℓを注いで3分蒸らす。

＊ノンカフェインのルイボスティーは体調に左右されずに飲めます。サフランは3～4本で十分に香りを堪能できます。

オレンジアーモンドミルク（右）

材料（1杯分）

アーモンドミルク…100mℓ

オレンジ果汁…50mℓ

作り方

❶材料を混ぜ、あればオレンジのくし形切りをあしらう。

＊おなかが冷えているときは温めて召しあがれ。イライラがつのるときに血を補いながら、心を鎮めてくれるリラックスドリンクです。

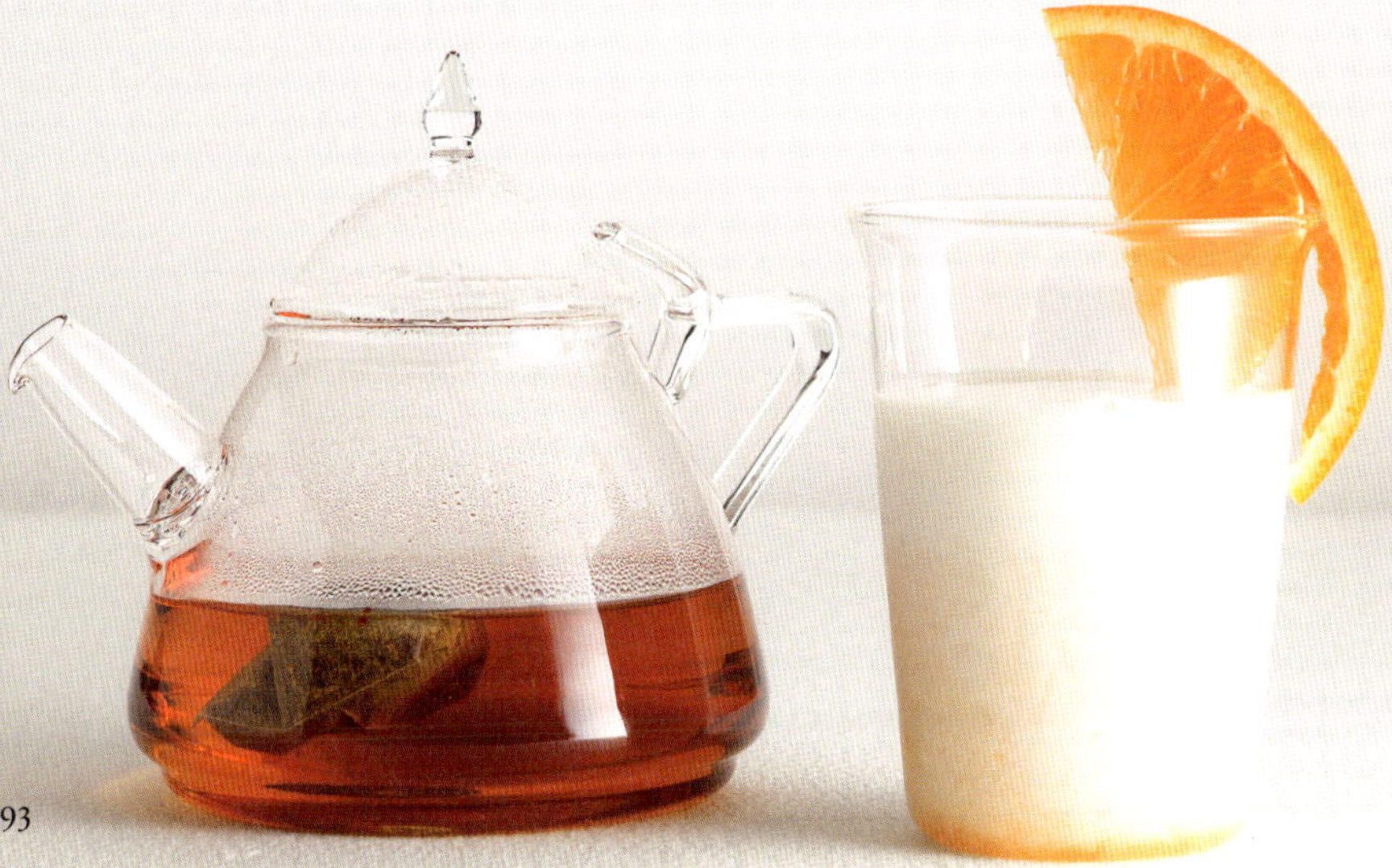

サケ缶ブイヤベース

骨も皮も食べることができるサケ缶は、体を温めて血流を改善するのに役立ちます。セロリは体をやや冷やす涼性の食材ですが、イライラを鎮め、血流を促す働きをします。ドライトマトはうまみたっぷりのもどし汁ごと使います。

材料（５杯分）

サケ水煮缶
…大２缶（180g×２）
ドライトマト…10g
タマネギ…１個（150g）
セロリ…150g
ピーマン…４個（100g）
A
　白ワイン…大さじ１
　サフラン（あれば）
　　…３～４本
　コンソメ顆粒…小さじ1/２
　塩…小さじ1/2
オリーブ油…大さじ１

作り方

❶ドライトマトは洗って水50mℓに５分浸し、食べやすく切る。
❷タマネギとセロリは薄切りにし、ピーマンはへたと種を取って半月切りにする。
❸油を熱して❷を炒め、しんなりしたら❶をもどし汁ごと加え、A、水600mℓを加え、３分煮る。
❹サケを缶汁ごと加え、ピーマンも加えてさらに３分煮る。

保存法と食べ方　p.06参照。

＊サフランがなければローリエやバジル、パセリなどのハーブを加えてリラックスを心がけましょう。
＊牛肉、青背魚、サケ、アンチョビ、チンゲンサイ、ニラ、パセリ、オクラ、シシトウ、タマネギ、セロリ、クリ、クランベリー、プルーン、黒米、黒豆、甘酒、ハイビスカス、サフラン、酢などにも血流を改善する働きがあります。

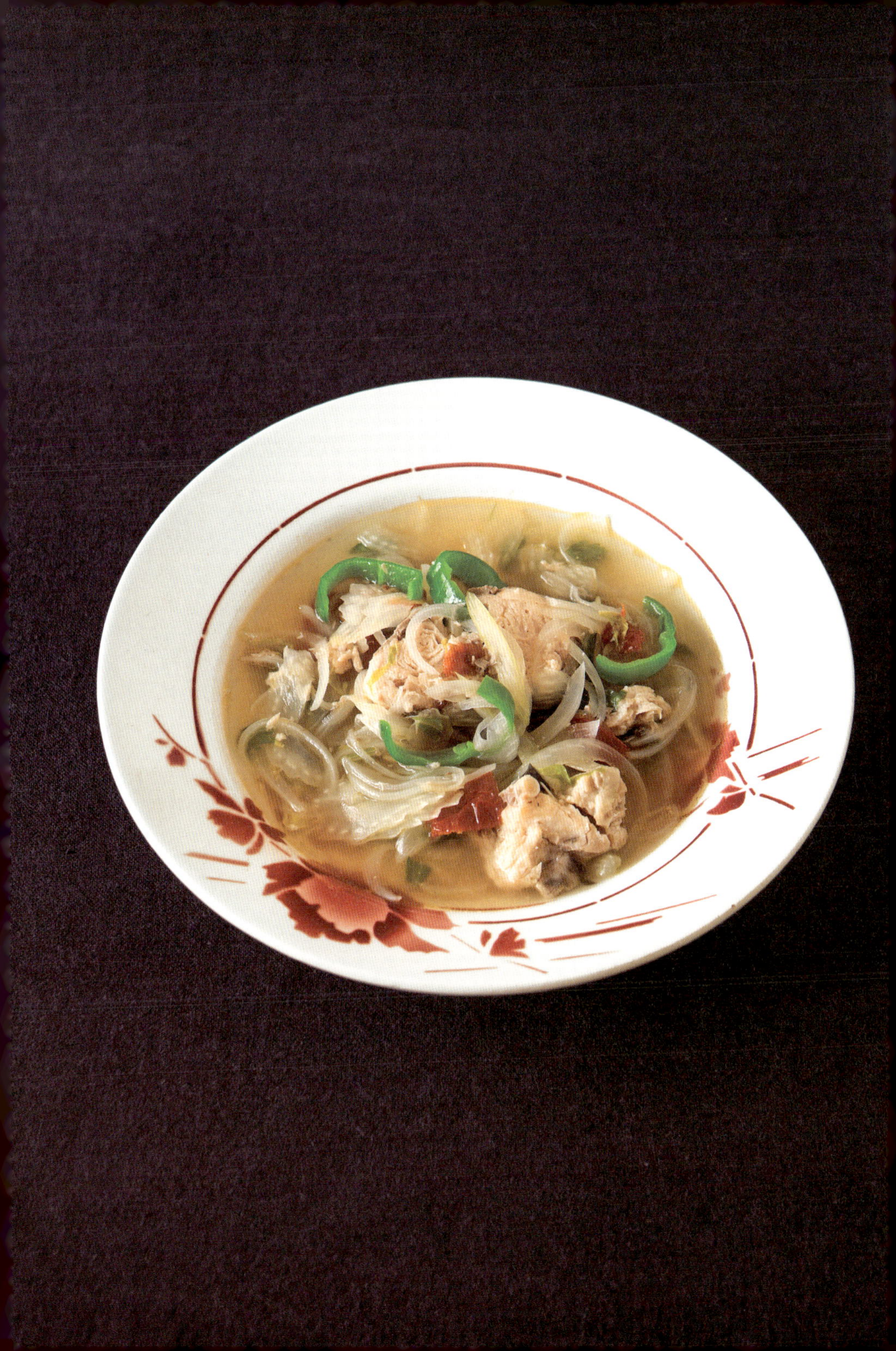

ツナ缶のトマトスープ

イライラがつのるときはトマトの酸味が役に立ちます。生のトマトは体を冷やす寒性ですが、一度煮詰めてある缶詰はその作用も和らいでいます。リコピンも豊富で血流をスムーズにする助けになります。

材料（５杯分）

ツナ缶…小２缶（70g×２）
トマト水煮缶
　（あればカットタイプ）
　…１缶（400g）
カブ…３個（200g）
タマネギ…１個（150g）
A
　白ワイン…大さじ１
　コンソメ顆粒…小さじ1/2
　塩…少々
オリーブ油…大さじ1/2

作り方

❶カブは一口大に切る。葉があれば１cm幅に刻む。タマネギは薄切りにする。
❷油を熱して❶を炒め、しんなりしたらトマト缶、ツナ缶を缶汁ごと、A、水400mℓを加える。
❸煮たったら蓋を１cmほどずらしてかけ、７分煮る。

保存法と食べ方　p.06参照。

＊マグロを加工したツナ缶にも血液を補う働きがあります。
＊おなかを温めて、巡る力を高める働きがあるカブやタマネギを加えた一皿です。

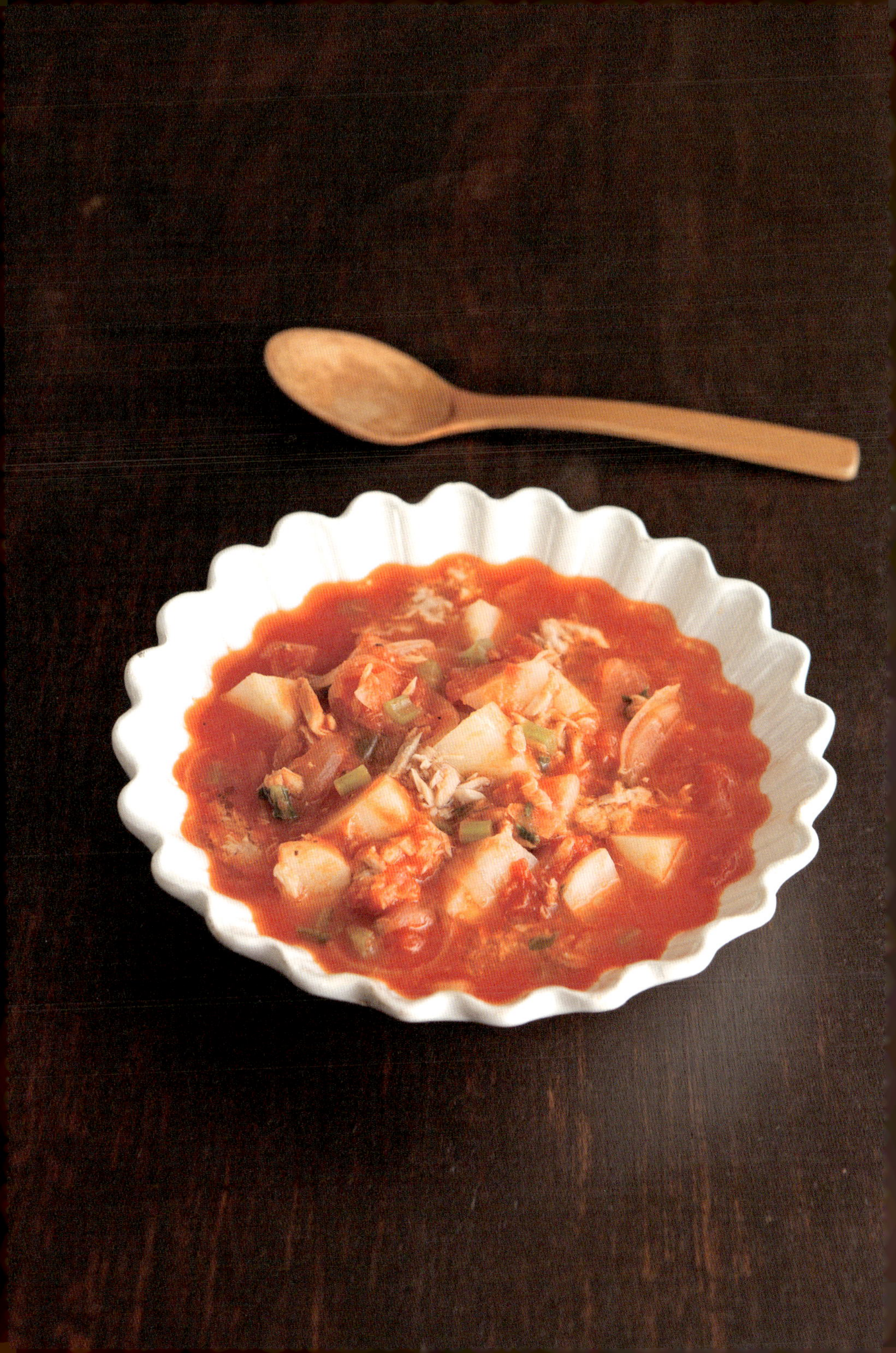

牛肉とブロッコリーのスープ

牛肉は血を生みだす力に優れているので、月経によって失われる血を補ってくれます。このスープは、同様の働きのあるシメジとの組み合わせ。さらに強壮作用を持つブロッコリーが、弱りがちな体をしっかりと支えてくれます。

材料（5杯分）

牛こま切れ肉…250g
ブロッコリー…200g
シメジ…大1パック（150g）
タマネギ…1個（150g）
フェンネル（あれば）
…小さじ1
A
酒…大さじ1
オイスターソース…大さじ1
コンソメ顆粒…小さじ1/2
塩…少々
植物油…大さじ1

作り方

❶牛肉は一口大に切る。ブロッコリーは小房に切り分ける。シメジは食べやすく切り、タマネギは薄切りにする。
❷油とフェンネルを熱して香りをたて、牛肉とタマネギ、シメジを炒める。しんなりしたら水600mℓ、Aを加え、煮たったらブロッコリーを加えてあくを引く。
❸蓋を1cmほどずらしてかけ、弱めの中火で7分煮る。

保存法と食べ方　p.06参照。

＊フェンネルはウイキョウという名の生薬で、体を温めて消化を助けるほか、滞りを解消し、痛みを止める働きがあり、月経痛に効果があるとされています。

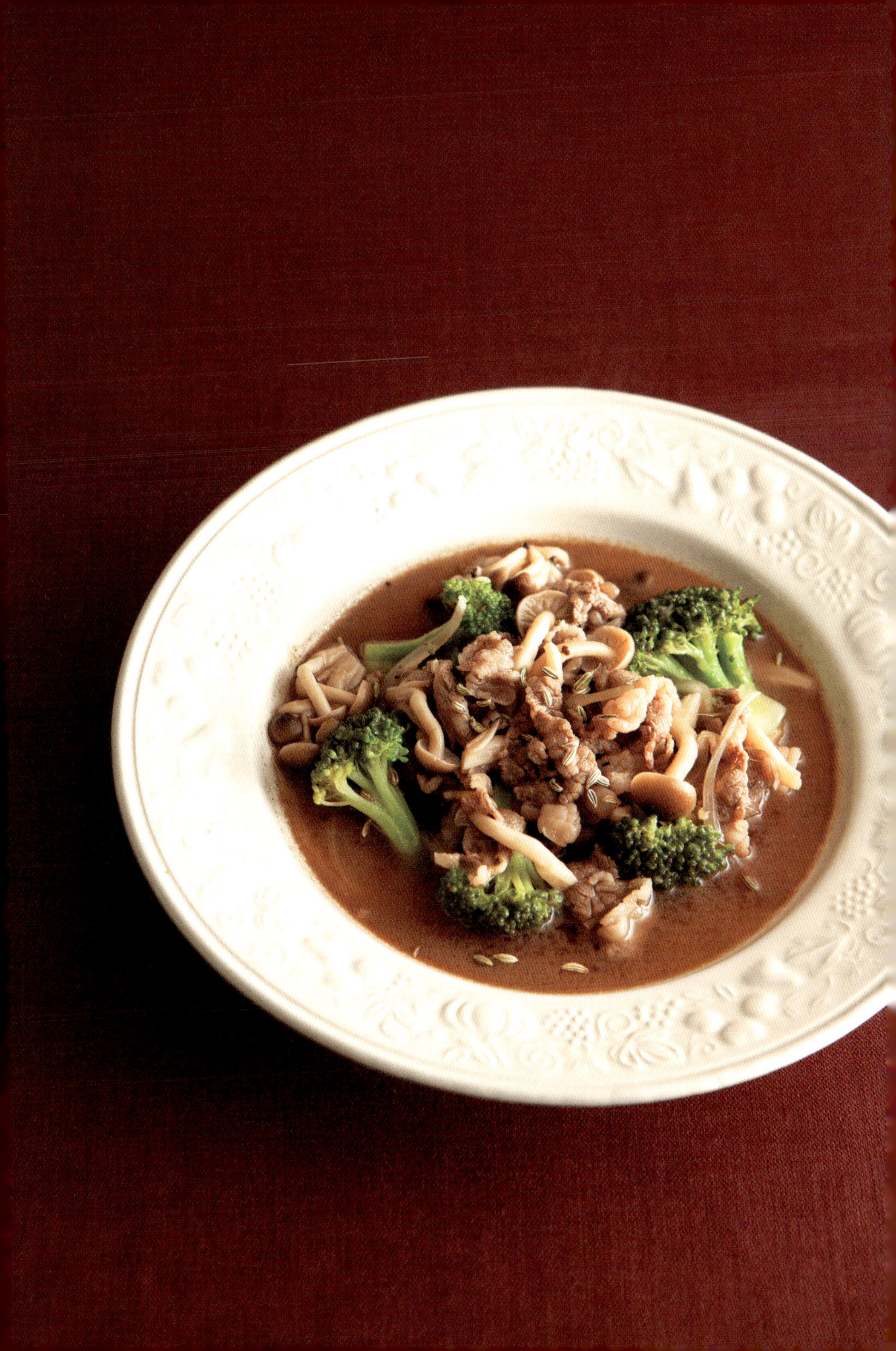

香味野菜入り納豆汁

納豆は消化しやすく、血流をさらさらと流す働きをします。加熱せずに使うほうが効果的で、香りも穏やかに仕上がるので、そのつど納豆に煮たてた汁をかけて食べるのがおすすめです。

材料（5杯分）

根ミツバ…1把（200g）
タマネギ…1個（150g）
青ジソ…10枚
ひきわり納豆
…5パック（200g）
A
いりこだし（または
かつおだし）…600mℓ
みそ…大さじ2 1/2

作り方

❶根ミツバは1cmのざく切りにし、タマネギはみじん切り、青ジソは5mm角に切る。
❷Aを煮たてて❶を加え、1分煮る。

保存法と食べ方 p.06参照。食べるたびに、器にひきわり納豆1パックを入れ、汁を煮たててかけ、さっと混ぜる。好みで黒ゴマ少々を指でひねってちらす。

＊ミツバや青ジソはその香りの力で、巡り力をサポートします。ミョウガや細ネギなど、手に入りやすい好みの香味野菜を使ってください。
＊納豆のうまみや香味野菜の香りでおいしくいただけます。食欲のわかないときにもおすすめのスープです。

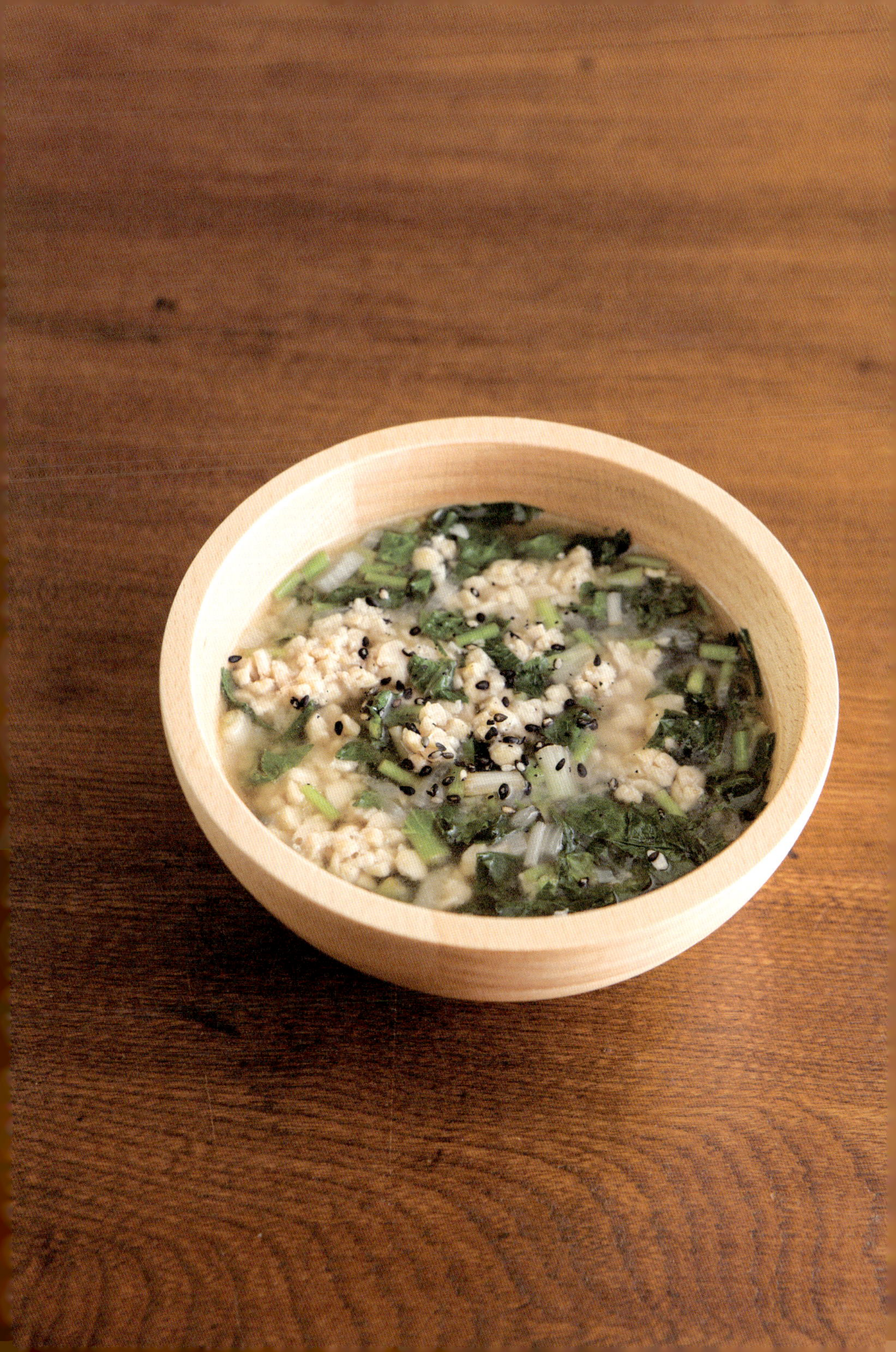

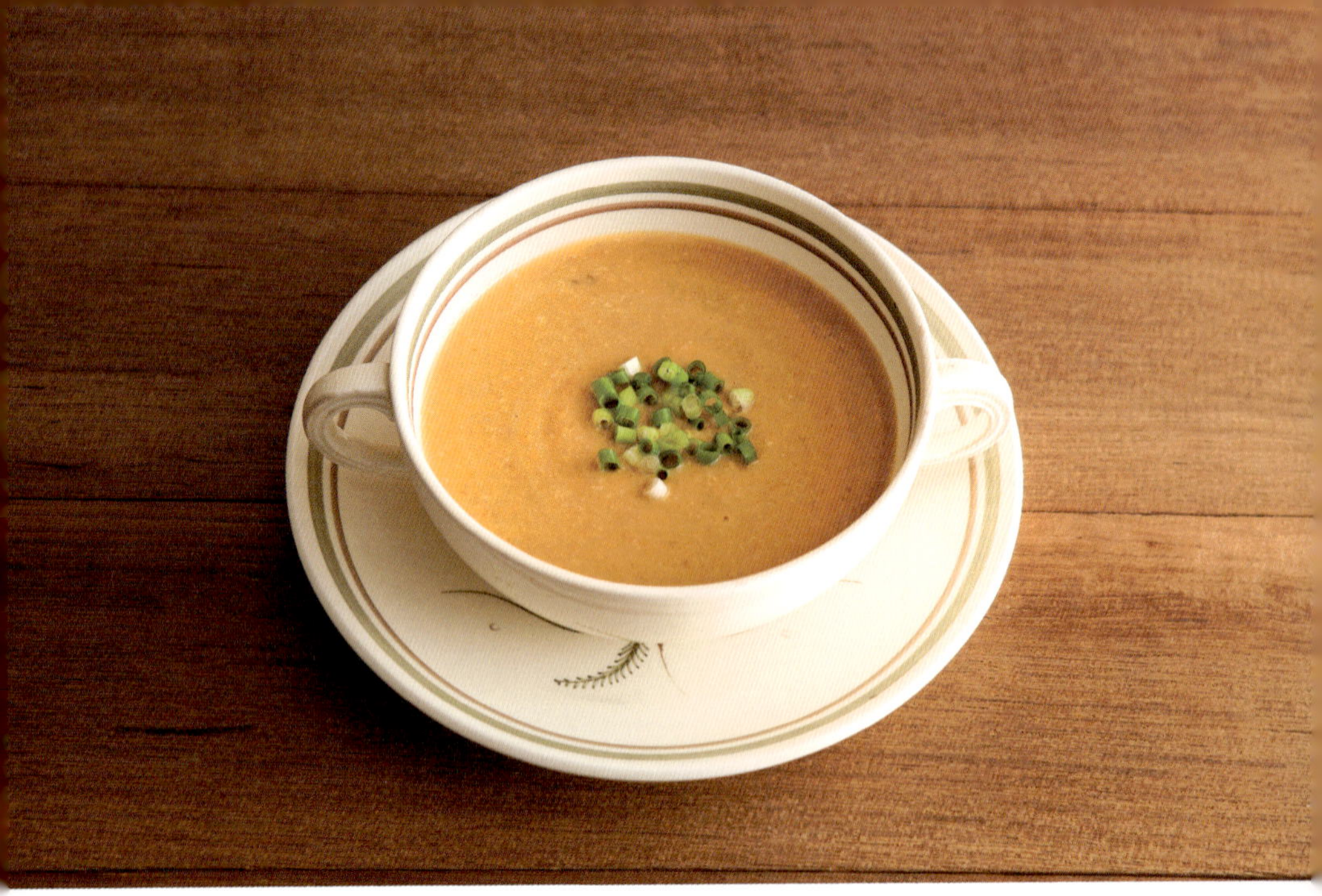

クルミとニンジンのポタージュ

材料（５杯分）
タマネギ…１個（150g）
ジャガイモ…200g
ニンジン…２本（300g）
クルミ…50g
塩…小さじ１

作り方
❶タマネギはざく切りにし、ジャガイモは一口大に切る。ニンジンは半月切りにする。
❷鍋に❶を入れてざっと混ぜ、クルミをちらす。水200mℓと塩を加え、火にかける。煮たったらざっと混ぜ、蓋をして弱火で15分煮る。
❸フードプロセッサーかミキサーで滑らかなペーストにし、清潔な容器で冷蔵保存する（p.07参照）。

食べ方　ペースト150mℓ弱を豆乳または牛乳、アーモンドミルク（無糖）100mℓでのばし、温める。あれば細ネギの小口切りをトッピングする。

＊体を温め、血を生み出す食材を組み合わせたポタージュです。
＊イライラと熱っぽさを感じるときは、トマトジュースでのばすのもおすすめです。

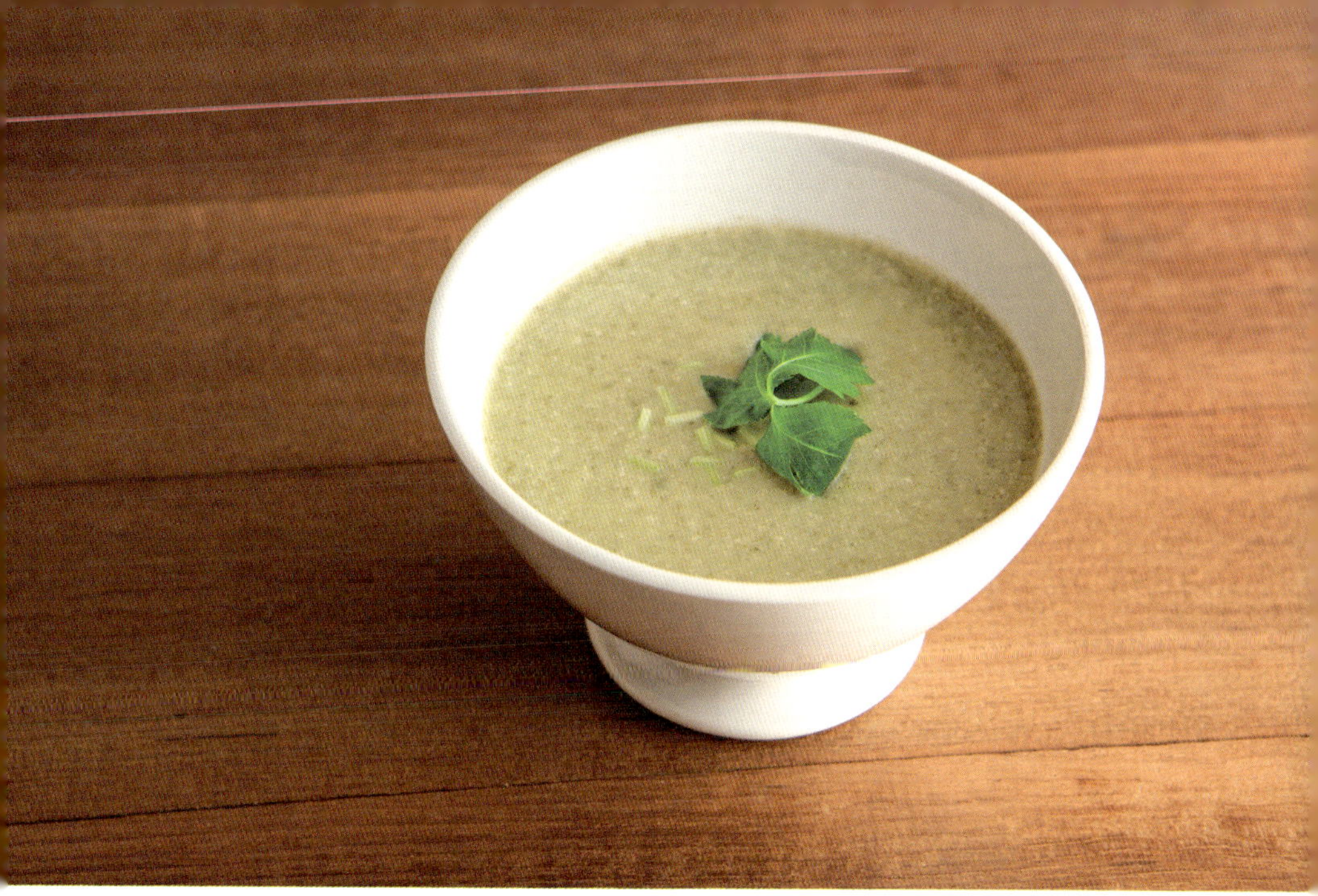

チンゲンサイとナッツのポタージュ

材料（5杯分）

タマネギ…1個（150g）
チンゲンサイ…2株（300g）
ジャガイモ…250g
カシューナッツ…50g
A
　いりこだし（または水）
　　…150mℓ
　塩…小さじ1

作り方

❶タマネギはざく切りにし、チンゲンサイは2cm幅に刻む。ジャガイモは一口大に切る。
❷鍋に❶を入れてざっと混ぜ、カシューナッツをちらし、Aを加えて火にかける。煮たったらざっと混ぜ、蓋をして弱火で15分煮る。
❸フードプロセッサーかミキサーで滑らかなペーストにし、清潔な容器で冷蔵保存する（p.07参照）。

食べ方　ペースト150mℓ弱を牛乳または豆乳、アーモンドミルク100mℓでのばし、温める。あれば、血流を促すミツバを刻んでちらす。

＊ナッツ類はミネラルも多く、血液が不足する時期に積極的に使いたい食材です。良質な脂質が疲労回復にも一役買ってくれます。

四季の養生食③
秋

秋は万物が成熟する収穫のとき。

白秋とも呼ばれるように「白」の季節です。

成熟、深みを感じられる日々が続き、食欲も戻り、過ごしやすい気候のように感じますが、厳しい残暑から冬の入り口の寒さまで、じつは寒暖の変化が激しい期間です。

乾燥しがちで、肌の乾きや呼吸器系の不調が出やすいので、潤わせることを心がけたいものです。

役立つのが、秋の実りの代表でもある木の実やキノコ。

キノコは来たる冬を元気に過ごすための免疫力の補強に大切ですし、木の実に含まれる良質な脂質は保湿に役立ちます。

秋に実る果物はたっぷりの水分を含み、潤いのもととなります。ただし、柑橘類以外の果物の多くは冷やす働きがありますので、冷蔵庫で冷やして食べるのは禁物。

寒くなってきたら、コンポートやジャムなどに調理して楽しみたいものです。

スパイスや辛みなどの刺激物は乾燥を助長させますので、夏よりはぐっと控えめに。

秋ならではの実りを堪能して、冬の到来に備えましょう。

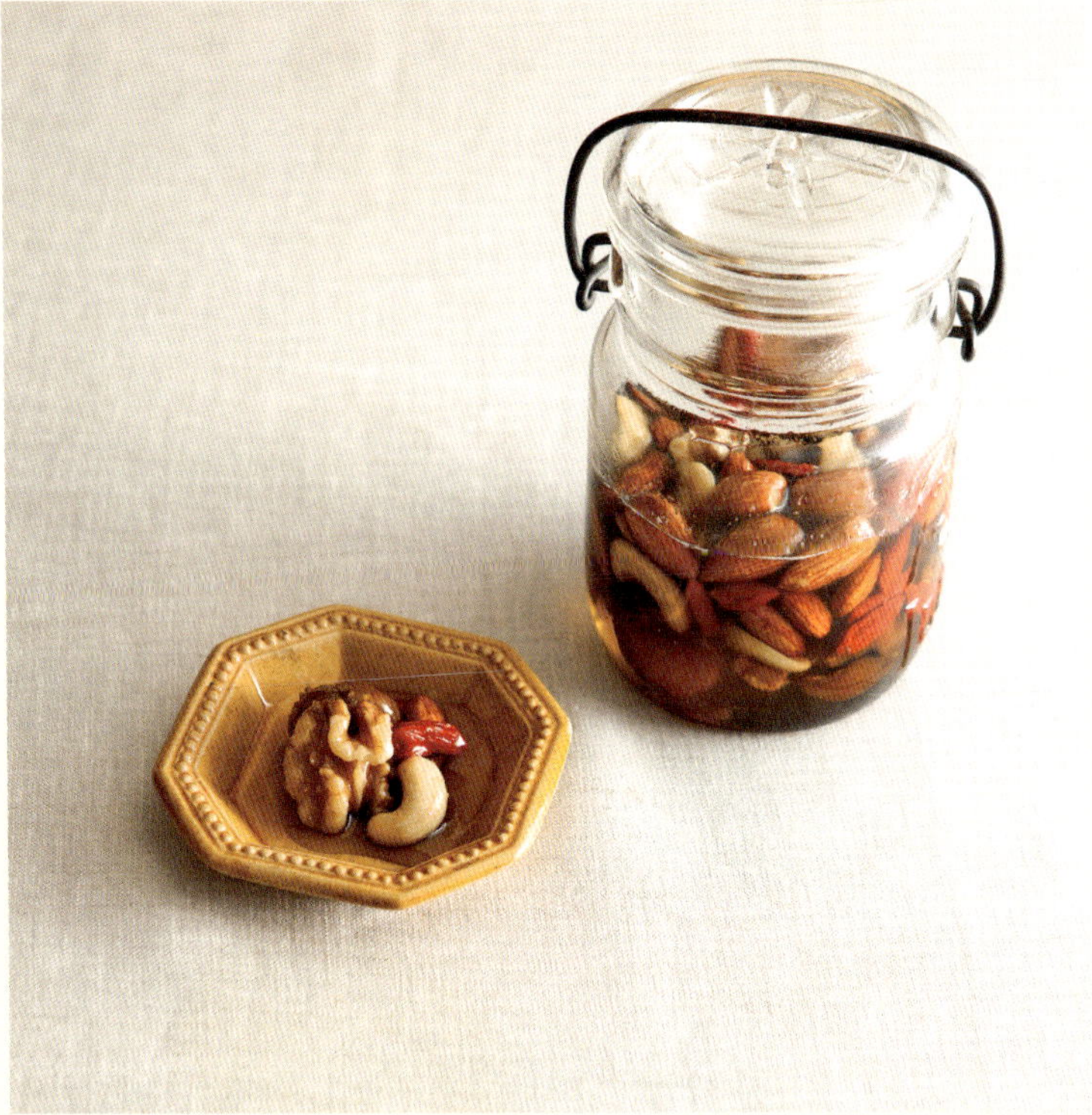

ナッツのハチミツ漬け

材料（作りやすい分量）

ローストナッツ（好みのもの）
…100g

クコ（あれば）…10g

ハチミツ…150g

作り方

❶清潔な瓶にナッツとクコを入れ、ひたひたにハチミツを注ぐ。

保存法　室温で１週間。

＊ナッツはそのままおやつとして、ハチミツはお湯で割ったり、紅茶などに入れる。
＊トーストやパンケーキにのせるのもおすすめ。

◉便秘

便秘改善の第一歩は、バランスのよい食事です。不足しがちな水溶性食物繊維を意識してとり入れ、腸を動かすために体を動かしましょう。それでも、冷えや疲労、熱、運動不足など、さまざまな要因で腸の動きは悪くなることがあります。

体内に熱がこもっていたり、乾燥していると便も乾燥し、出にくくなります。これを熱便秘や乾燥便秘と呼びます。コロコロの便が特徴で、年齢を重ねて腸の機能が衰えると、こうした症状が多くなります。食習慣も大きく関わり、辛いものや脂っぽいものを好むことや、飲酒の習慣なども体に熱をためやすくなります。体にとどまった熱を除き、潤す食材が役に立ちます。

冷えが腸の動きを悪くし、便秘を引き起こすこともあります。便秘と下痢を繰り返す方も多く、このタイプには冷えの項（p.16）のスープも役に立ちます。便の滑りをよくするナッツや油、チーズを小さじ1杯加えるとさらに効果的です。消化は副交感神経に関わるので、すべての便秘にはストレスが影響しています。リラックスを心がけることも大切です。

●この食材がおすすめ

熱便秘
ハクサイ、ミズナ、セロリ、ニガウリ、パイナップル、こんにゃくなど

冷え便秘
鶏肉、羊肉、イワシ、サバ、ニラ、タマネギ、サツマイモ、ジャガイモ、クルミ、米、サンショウ、クローブ、シナモンなど

乾燥便秘
ニンジン、ホウレンソウ、ヤマイモ、イチジク、松の実、ゴマ、牛乳、チーズ、ハチミツなど

ストレス便秘
ダイコン、カブ、エンドウ豆、タマネギ、ラッキョウ、ミカン、キンカン、ソバ、ジャスミンなど

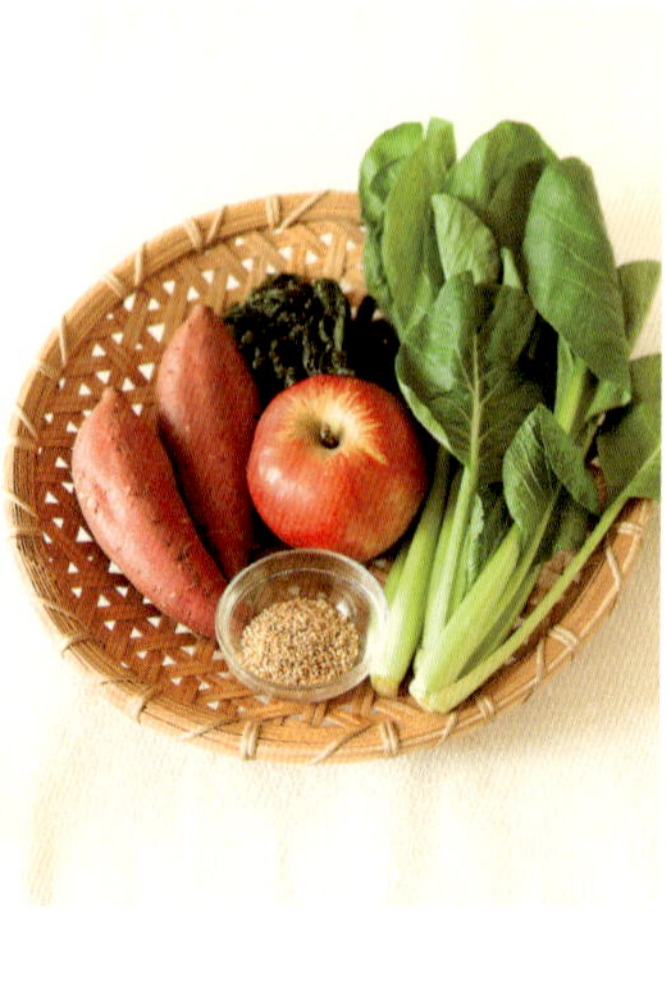

小松菜は血を補う働きがあり、熱便秘や乾燥便秘におすすめ。白ゴマの脂質は腸を潤し、ワカメの水溶性食物繊維は便を軟らかくし、便の滑りをよくして排出を促します。サツマイモは皮ごとの調理がおすすめですが、ガスがたまりやすい方は食べすぎないように。

練りゴマきな粉ヨーグルト（左）

材料（1杯分）

白練りゴマ…大さじ1 1/2
きな粉…大さじ1
ハチミツ…大さじ1
ヨーグルト…50mℓ
牛乳…150mℓ

作り方

❶材料すべてを滑らかに溶き混ぜる。

＊腸内環境を整え、潤いをもたらすドリンクです。

とろろ昆布梅茶（右）

材料（1杯分）

とろろ昆布…ひとつまみ
梅干し…小1個
ほうじ茶…150mℓ

作り方

❶茶碗にとろろ昆布と梅干しを入れ、熱いほうじ茶を注ぐ。

＊食前・食後にぴったりの、消化機能を整えるお茶です。

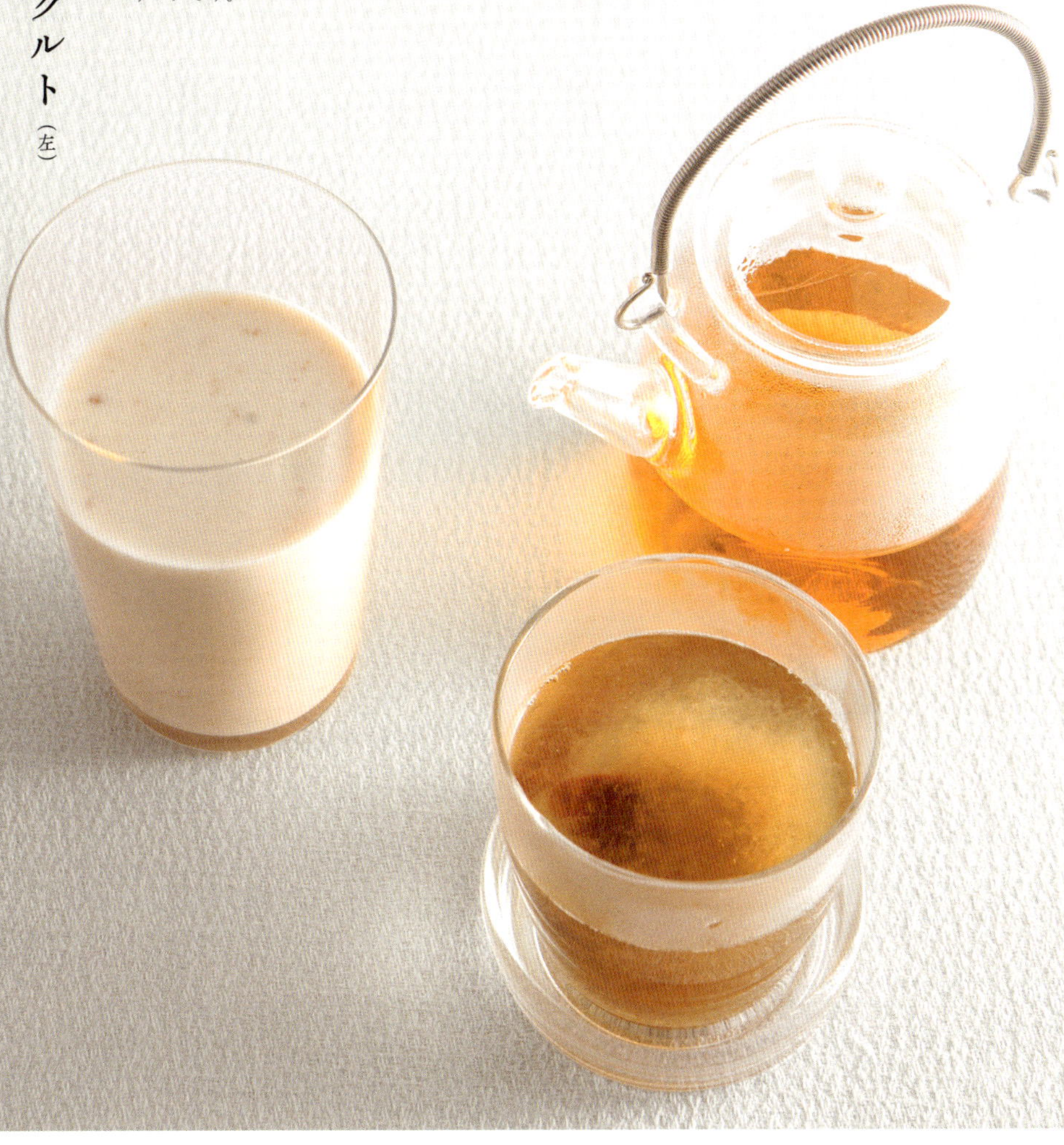

ゴボウと厚揚げのみそスープ

野菜不足などで、食物繊維が足りない方向けの根菜たっぷりのスープです。食物繊維は消化に負担をかける面もあるので、きちんとかんで食べるように、具材は少し大きめに切りましょう。

材料（5杯分）

ゴボウ…200g
サトイモ…4個（200g）
カブ…2個（150g）
厚揚げ…1枚
だし汁…600mℓ
A
　ショウガ（すりおろし）
　　…大さじ1
　みそ…大さじ3

作り方

❶ゴボウは皮をこそげ、縦半分に切って斜め切りに、サトイモは皮をむいて半月切りにする。カブは6～8等分のくし形に切り、厚揚げは一口大に切る。
❷だし汁を煮たてて❶を加え、弱めの中火で5分煮る。
❸Aを溶き入れ、さらに5分煮る。

保存法と食べ方　p.06参照。

＊ゴボウは体をやや冷やす涼性ですが、潤いと通便をもたらしてくれます。
＊冷え性の方は、七味トウガラシをひとふりしてめしあがれ。

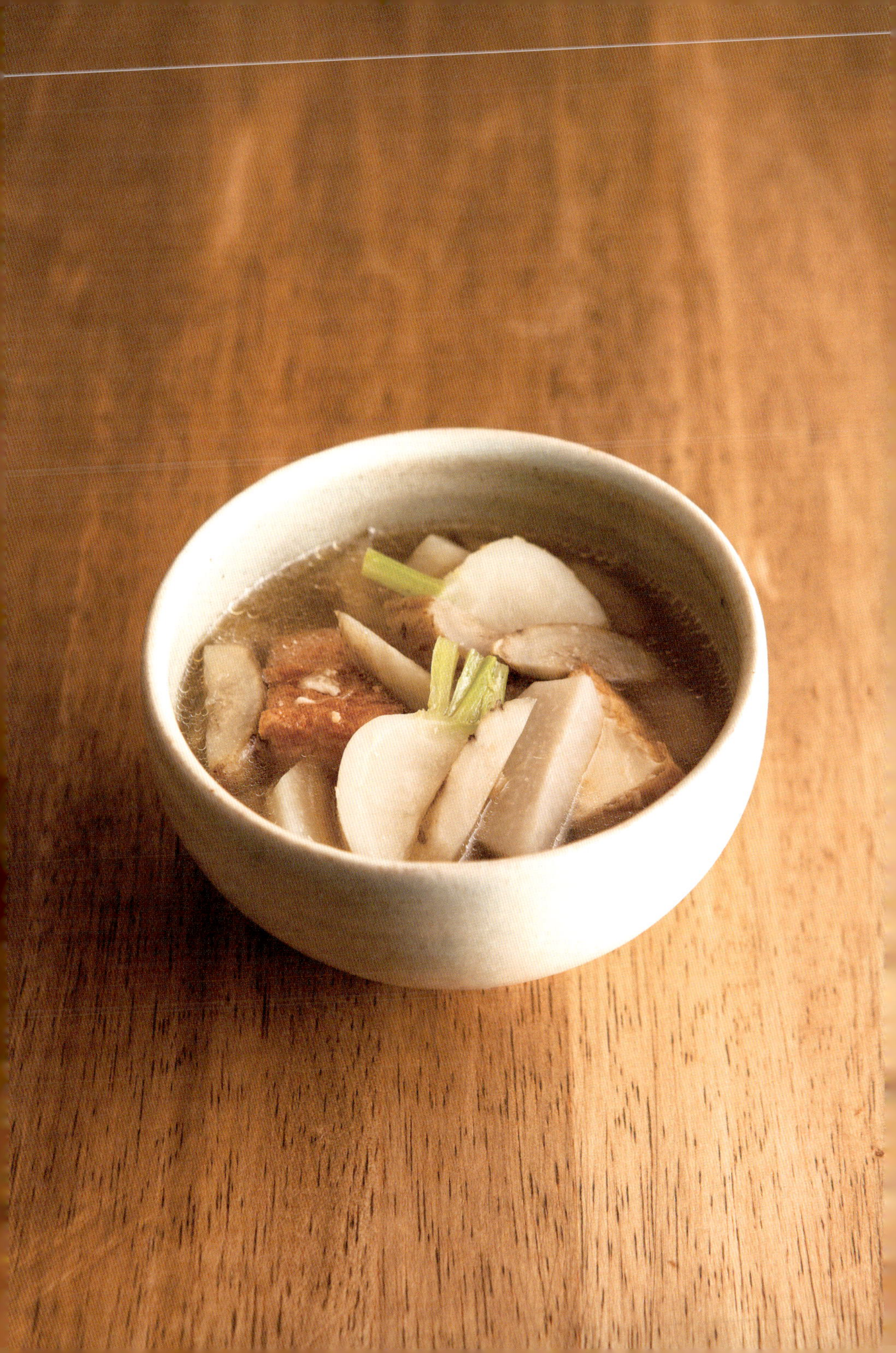

ナメコとワカメのとろとろスープ

ナガイモもオクラも潤いを生み出しますので、乾燥便秘や熱便秘などで便が出にくいときに役に立ちます。体に熱がこもった熱便秘の方はコショウやチリパウダーなどは使わずに味わってください。

材料（5杯分）

ナメコ…1パック（150g）
ナガイモ…200g
オクラ…1パック（100g）
タマネギ…1個（150g）
ワカメ（塩蔵）…20g
A
　トマトジュース…500mℓ
　白ワイン（あれば）
　　…大さじ1
　コンソメ顆粒…小さじ1/2
　塩…小さじ1/2

作り方

❶ナメコは足つきなら石づきを落として食べやすく切り（普通のナメコはさっと洗う）、ナガイモは2cm角に切る。オクラはへたを落として小口切りにする。タマネギはみじん切りにする。ワカメは塩抜きして一口大に切る。

❷Aと水150mℓを鍋に入れて火にかけ、ワカメ以外を加えて弱めの中火で5分ほど煮る。最後にワカメを加えてひと煮する。

保存法と食べ方　p.06参照。

＊便秘の解消には油脂が役に立ちます。食べるときに香りづけにオリーブ油を小さじ1ほど垂らすのがおすすめです。

＊便をスムーズに流す水溶性食物繊維がたっぷりのスープです。

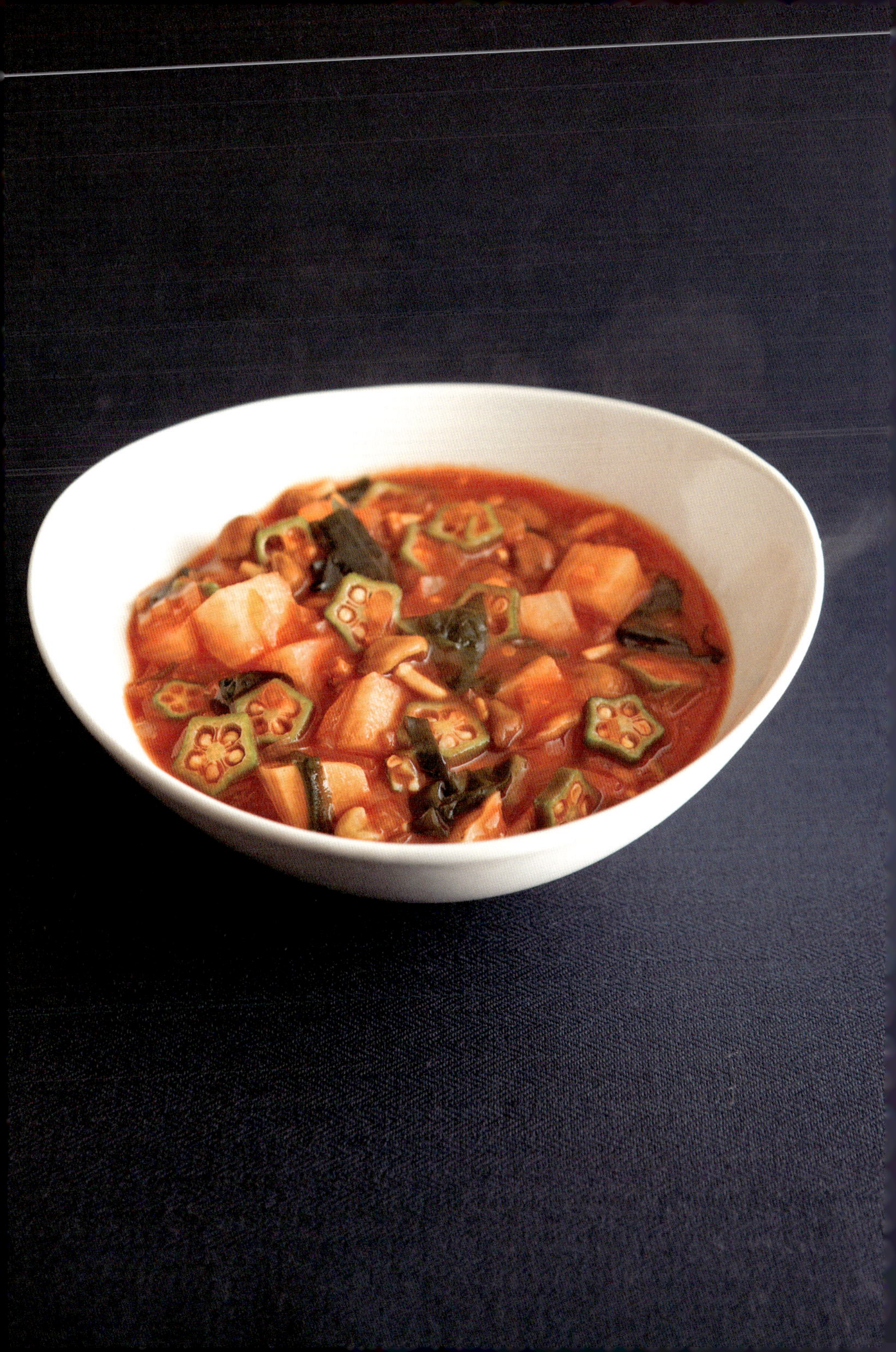

豚肉とホウレンソウのゴマみそスープ

ホウレンソウとニンジンは血を補う作用があり、腸に潤いを与える手助けをします。豚肉も乾燥を解消する助けとなります。ゴマの油分により、便を排出しやすくなります。

材料（５杯分）

豚こま切れ肉…300g
ホウレンソウ…１把（300g）
ニンジン…１本（150g）
タマネギ…１個（150g）
だし汁…600mℓ
A
　酒…大さじ１
　白練りゴマ…大さじ２
　西京みそ…大さじ４
　塩…小さじ1/3

作り方

❶豚肉は一口大に切る。ホウレンソウはざく切りにし、ニンジンは５～６㎝長さの細切り、タマネギは薄切りにする。

❷鍋にだし汁を入れ、❶を加えて火にかける。弱めの中火で５分煮て、しんなりしたらAを溶き入れ、１分ほど煮る。

保存法と食べ方　p.06参照。

＊冷え便秘の方はホウレンソウを小松菜に代え、ショウガのすりおろしを小さじ１杯加えて仕上げてください。
＊ゴマに１％程度含まれる抗酸化物質ゴマリグナン。おなじみのセサミンもゴマリグナンの一種で、腸の動きを活性化するとされています。ただし、ゴマの表皮はかたくて消化できないので、すりつぶしたものや練りゴマが有効です。

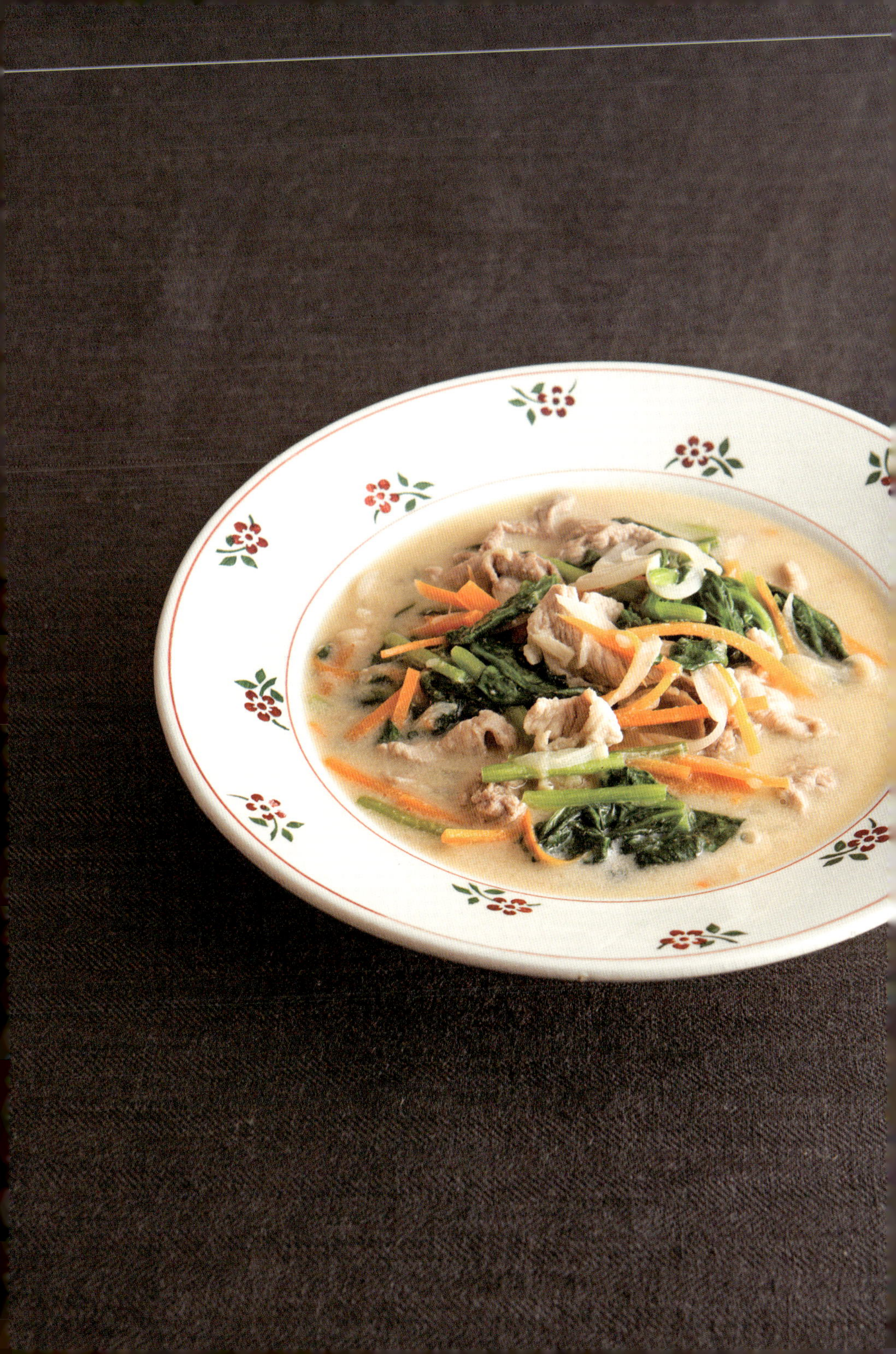

ハクサイと鶏肉のミルクスープ

ハクサイは腸へ潤いを届け、ダイコンは消化機能の調整をします。牛乳にも腸を潤す作用があり、熱便秘や乾燥便秘に有効です。体を温める力は強くない食材なので、冷え性の方はじっくり煮こむのがおすすめです。

材料（５杯分）

ハクサイ…300g
ダイコン…300g
タマネギ…150g
鶏もも肉…１枚（300g）
薄力粉…大さじ１
A
　牛乳…600㎖
　ショウガ（すりおろし）
　　…小さじ1/2
　酒…大さじ１
　コンソメ顆粒…小さじ1/2
　塩…小さじ1/2
植物油…大さじ１

作り方

❶ハクサイは１㎝角に切り、ダイコンはいちょう切りにする。タマネギは粗みじん切りにし、鶏肉は一口大に切る。
❷油を熱して鶏肉を焼きつけ、タマネギを加えて炒める。しんなりしたら薄力粉をふり入れて粉っぽさがなくなるまで混ぜ、Aを加えて混ぜながら煮る。
❸煮たったらハクサイとダイコンを加え、ときどき混ぜながら弱めの中火で７分煮る。

保存法と食べ方　p.06参照。

＊すべての便秘タイプにおすすめできる、腸を潤すミルクスープです。
＊冷えが強い方は、体を温めるナツメグを仕上げにふってめしあがれ。

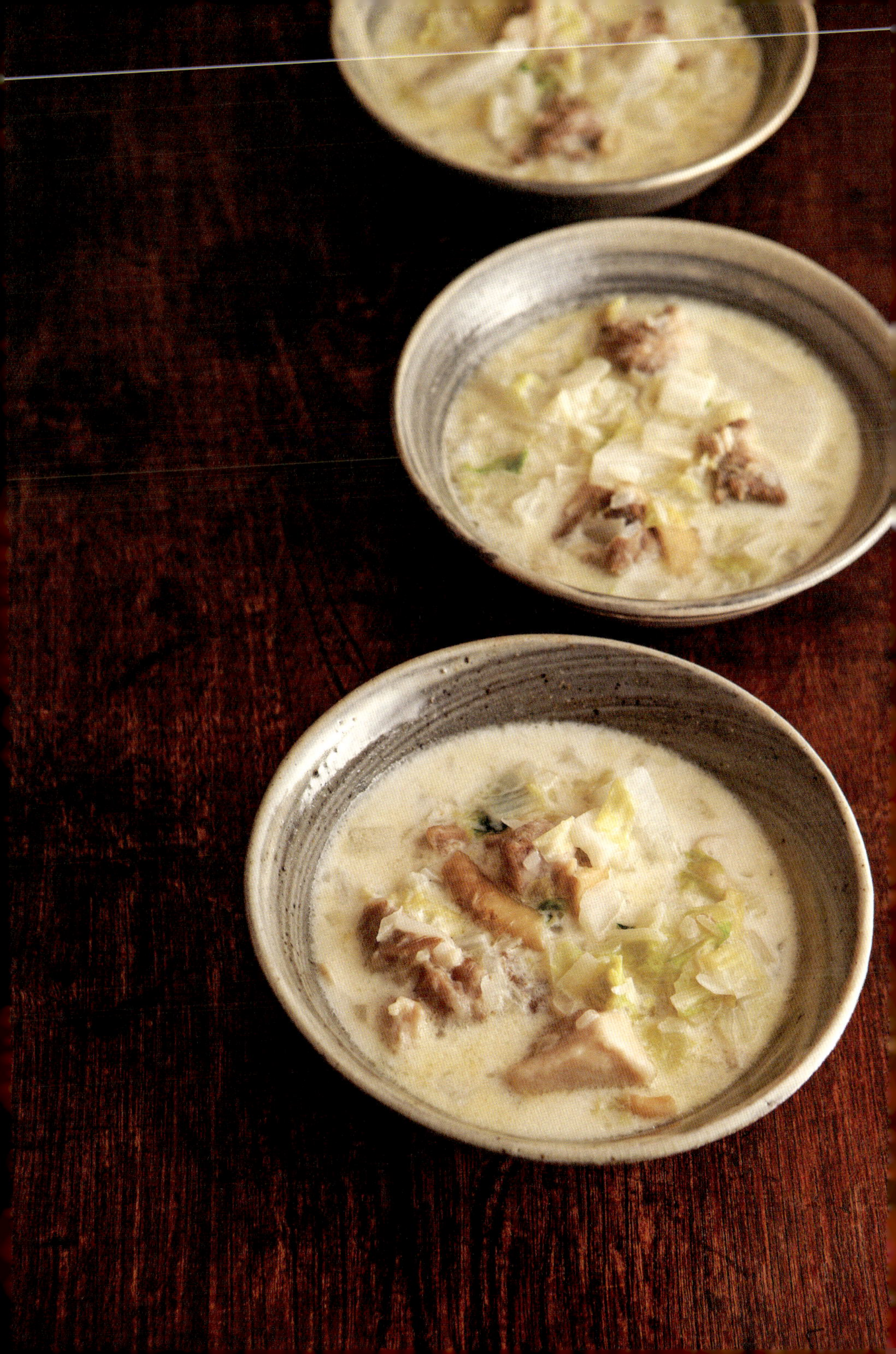

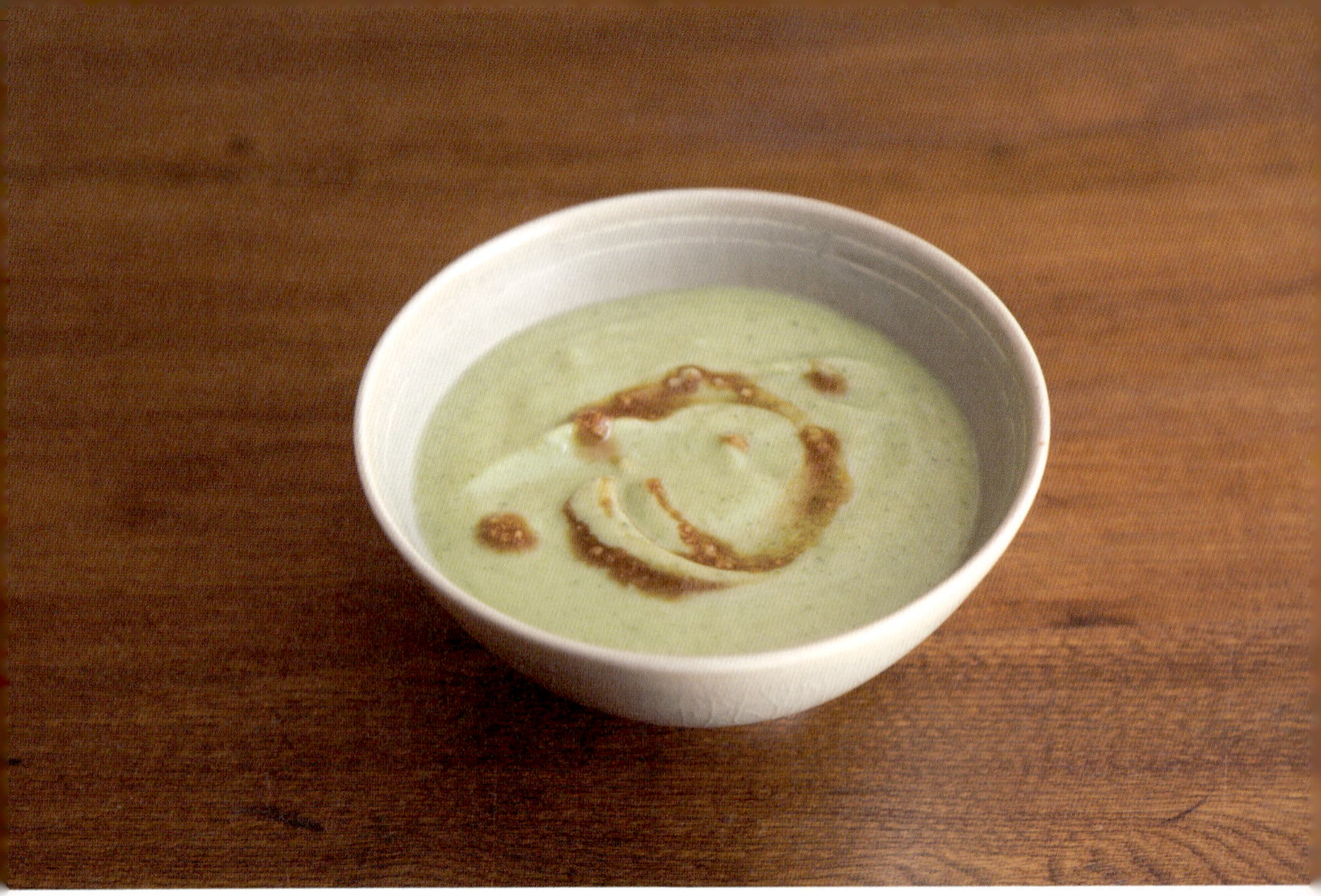

アボカドと小松菜のポタージュ

材料（5杯分）

タマネギ…1個（150g）
小松菜…150g
ジャガイモ…100g
アボカド…2個（300g）
チキンスープ（または水）
…200mℓ
塩…小さじ1

作り方

❶タマネギはざく切りにし、小松菜は1cm幅に切る。ジャガイモは一口大に切る。アボカドは種と皮を除いてざく切りにする。

❷❶を鍋に入れてざっくり混ぜ、チキンスープを注ぎ、塩を加えて火にかける。煮たったらざっと混ぜ、蓋をして弱火で15分煮る

❸フードプロセッサーかミキサーで滑らかなペーストにし、清潔な容器で冷蔵保存する（p.07参照）。

食べ方　ペースト150mℓ弱を豆乳または牛乳100mℓでのばし、ワサビ少々をしょうゆ小さじ1/4で溶きのばしてトッピングする。

＊アボカドは油脂が豊富で、潤いをもたらし、便秘解消に効果的。血を生む効果を持つ小松菜も潤い作用に働きます。
＊体を冷やすやや涼性のスープなので、熱便秘や乾燥便秘の方におすすめです。

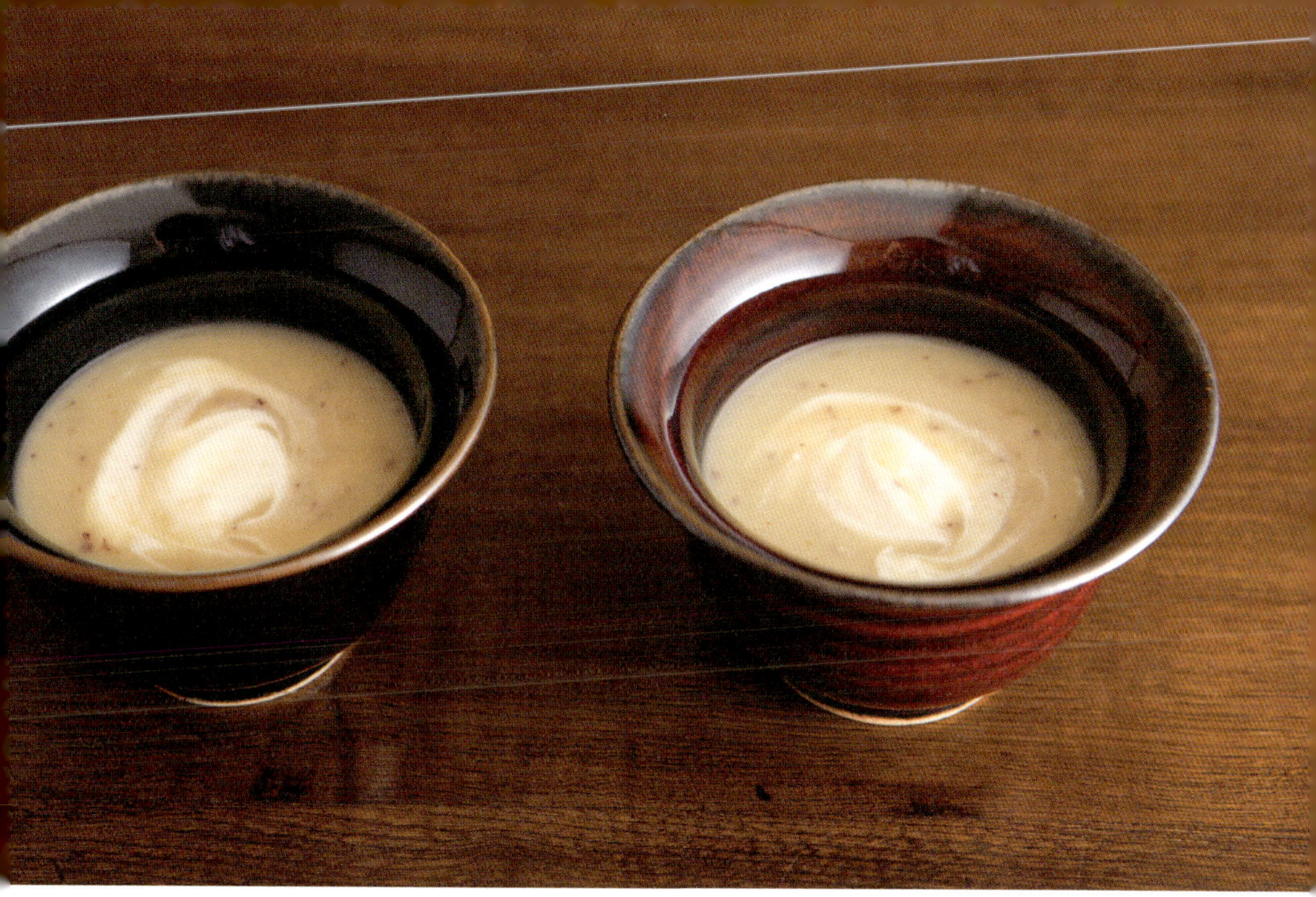

サツマイモとリンゴのポタージュ

材料（5杯分）

タマネギ…1個（150g）
サツマイモ…300g
リンゴ…2個（400g）
塩…小さじ1

作り方

❶タマネギはざく切り、サツマイモは皮ごといちょう切り、リンゴは芯を除いて皮ごとざく切りにする。

❷鍋に❶を入れてざっと混ぜ、水200mℓと塩を加えて火にかける。煮たったらざっくりと混ぜ、蓋をして弱火で15分煮る。

❸フードプロセッサーかミキサーで滑らかなペーストにし、清潔な容器で冷蔵保存する（p.07参照）。

食べ方　ペースト150mℓ強を牛乳または豆乳100mℓでのばし、温めてヨーグルト大さじ1をトッピングする。

＊乾燥ぎみなら、アーモンドミルクやドリンクタイプの市販の甘酒100mℓでのばすのもおすすめ。冷え性の方は仕上げに酒かすペースト（p.10）を大さじ1杯加えると効果的。

＊サツマイモを切った際に出る白い液体「ヤラピン」には、便秘解消の働きがあるといわれているので、皮ごとの調理がおすすめです。

◉むくみ

体内の水分は自然界の水と同様、重力に従って下へと流れていくものです。そうならないのは、体が自分の力で持ち上げ、各所に巡らせているから。下半身のむくみは筋肉量の少ない女性に多く、巡らせる力の不足が原因の一つ。適度な運動で体を動かすことも欠かせません。

水分を上手に排出できなければ、体の中でだぶつき、結果としてむくみを生じます。解消するには尿として出すのが手っ取り早い方法で、利尿作用を持つ食品はカリウムを多く含む野菜をはじめ、たくさんあります。また、下半身のむくみは冷えとも関係しています。水がたまるから冷えるのか、冷えたから水がたまるのかは判断が難しいところですが、いずれにせよ、温めることはむくみ解消に役立ちます。冷えを感じる方は「冷え」の項（p.16）のスープも参考にしてください。

塩けや味の濃いものを食べすぎれば、細胞や血液はそれを薄めてバランスを取ろうとして水分を抱えこみ、むくみやすくなるといわれています。薄味を心がけることも大切です。

●この食材がおすすめ

利水作用がある

アズキ、黒豆、大麦、ウリ類、アスパラガス、ハクサイ、エンドウ、クレソン、セリ、トウモロコシ、アサリ、海藻、はるさめ、玄米、緑茶など

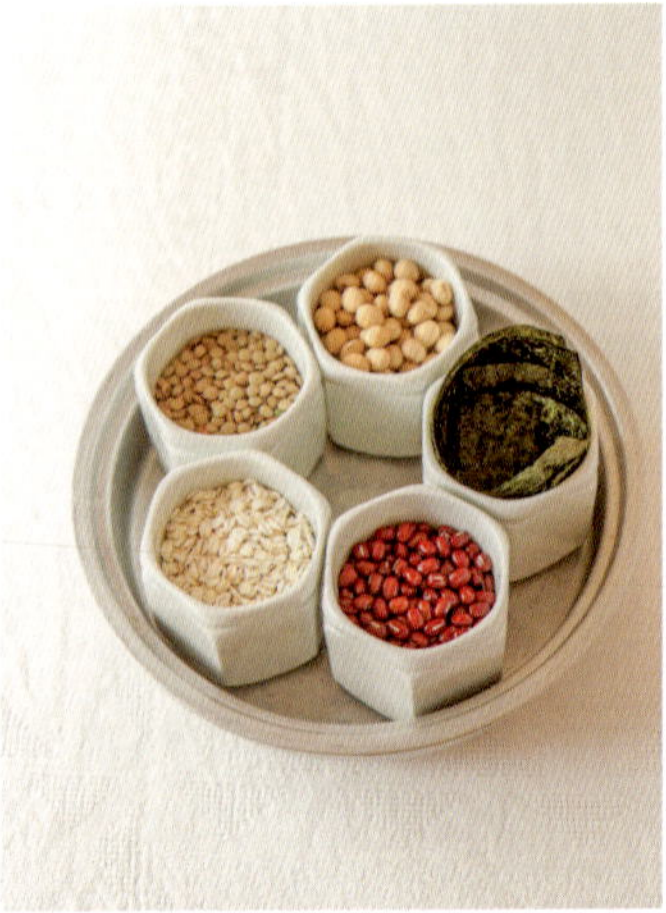

豆類は水分を連れて排出させる働きがあるとされます。アズキはそのゆで汁がむくみ解消に役立つアズキ茶として飲まれるほど。水溶性食物繊維の多い大麦も排出力に優れています。レンズ豆や大豆は元気を補い、巡らせる力をサポートし、水分を排出するのに役立ちます。ノリなどの海藻類もむくみ予防に働きます。

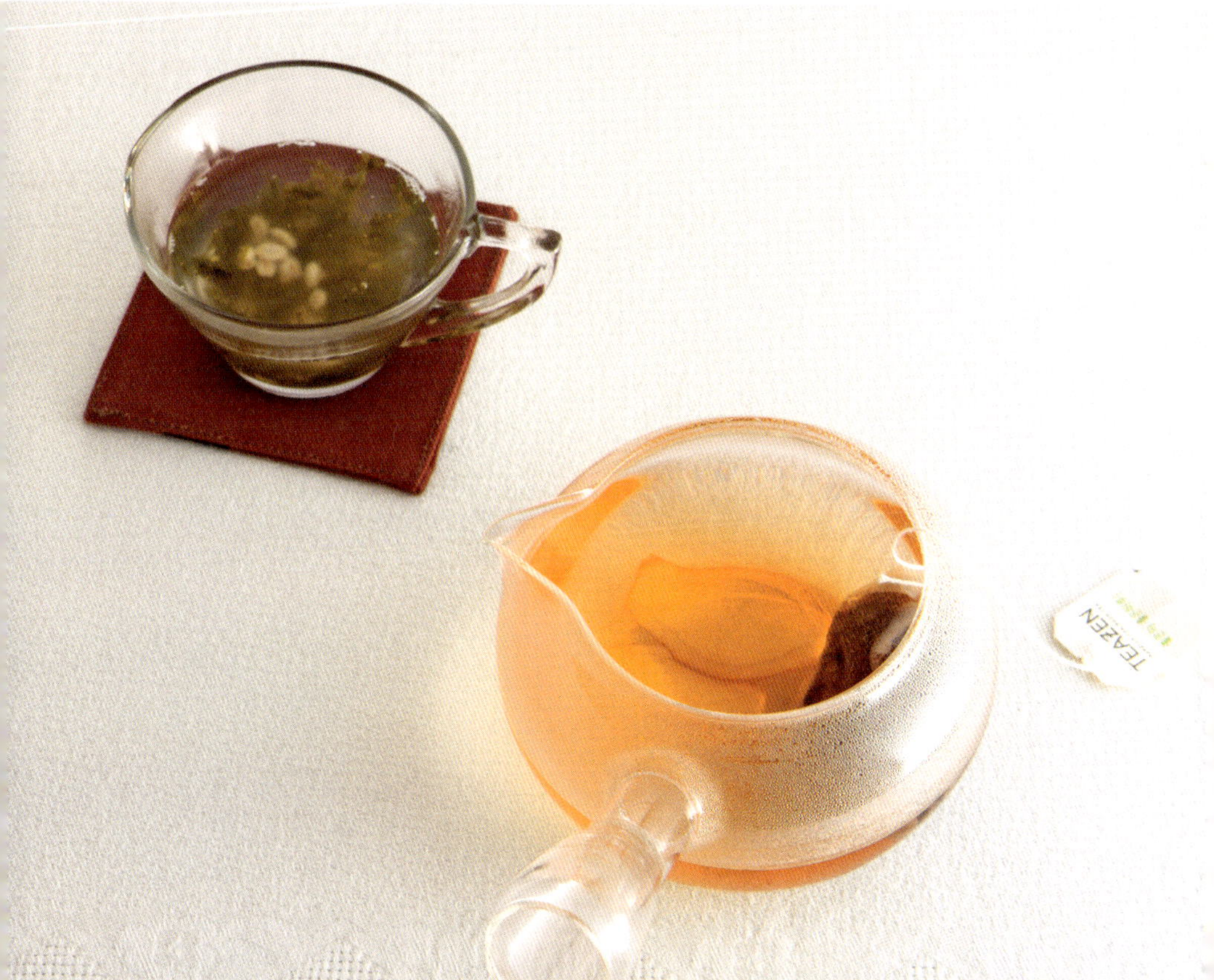

押し麦とアオサの重湯（左）

材料（1杯分）

押し麦…小さじ1
アオサ…ひとつまみ
ワサビ…少々

作り方

❶小鍋に押し麦を入れて水300mlを注ぎ、火にかける。煮たったら弱火にして半量になるまで煮詰める。
❷カップに注ぎ、アオサを浮かべ、ワサビをのせる。

＊アオサの代わりに焼きノリ1/4枚でも同様の効果が得られます。

トウモロコシのひげ茶（右）

材料（1杯分）

トウモロコシのひげ茶（ティーバッグ）…1個
ショウガ（薄切り）…1枚

作り方

❶ポットにティーバッグとショウガを入れ、熱湯150mlを注ぐ。

＊トウモロコシのひげ茶が手に入らない場合はハトムギ茶がおすすめ。
＊トウモロコシのひげ（絹糸）は南蛮毛という名の生薬で、むくみ解消の働きをします。ざるに広げて2～3日干してカリカリに乾燥させ、湯を注いでお茶でいただきます。ペットボトルやティーバッグとして市販もされています。

アズキとタコの赤ワインスープ

タコは血を補い、元気をサポートしますが、涼性の食材で、体を冷やす傾向があります。タマネギやニンニクと組み合わせて、じっくりと煮こんだスープがおすすめです。おなかが冷えやすい方はショウガをひとかけ加えてください。

材料（5杯分）

アズキ…200g
ゆでダコの足…200g
セロリ…150g
タマネギ…1個（150g）
ニンニク…1かけ
A
- ローリエ…1枚
- タイム（あれば）…1枝
- 赤ワイン…100mℓ
- トマトペースト（またはケチャップ）…大さじ1
- コンソメ顆粒…小さじ1
- 塩・コショウ…各少々

植物油…大さじ1

作り方

❶タコは一口大に切る。セロリ、タマネギ、ニンニクはみじん切りにする。
❷油を熱してセロリ、タマネギ、ニンニクを炒め、しんなりしたらタコを加えてさっと炒める。水700mℓを注ぎ、ざっと洗ったアズキを加える。
❸再び煮たったら蓋を1cmほどずらしてかけ、弱めの中火で25分煮る。
❹Aを加え、さらに10〜15分煮る。

保存法と食べ方　p.06参照。

＊アズキを加えたおかゆは疲労回復や夏バテに効果があります。
＊アズキは生薬として赤小豆（セキショウズ）の名を持ちます。下半身のむくみに効果があるといわれ、民間療法では煎じたものを飲むといいといわれています。

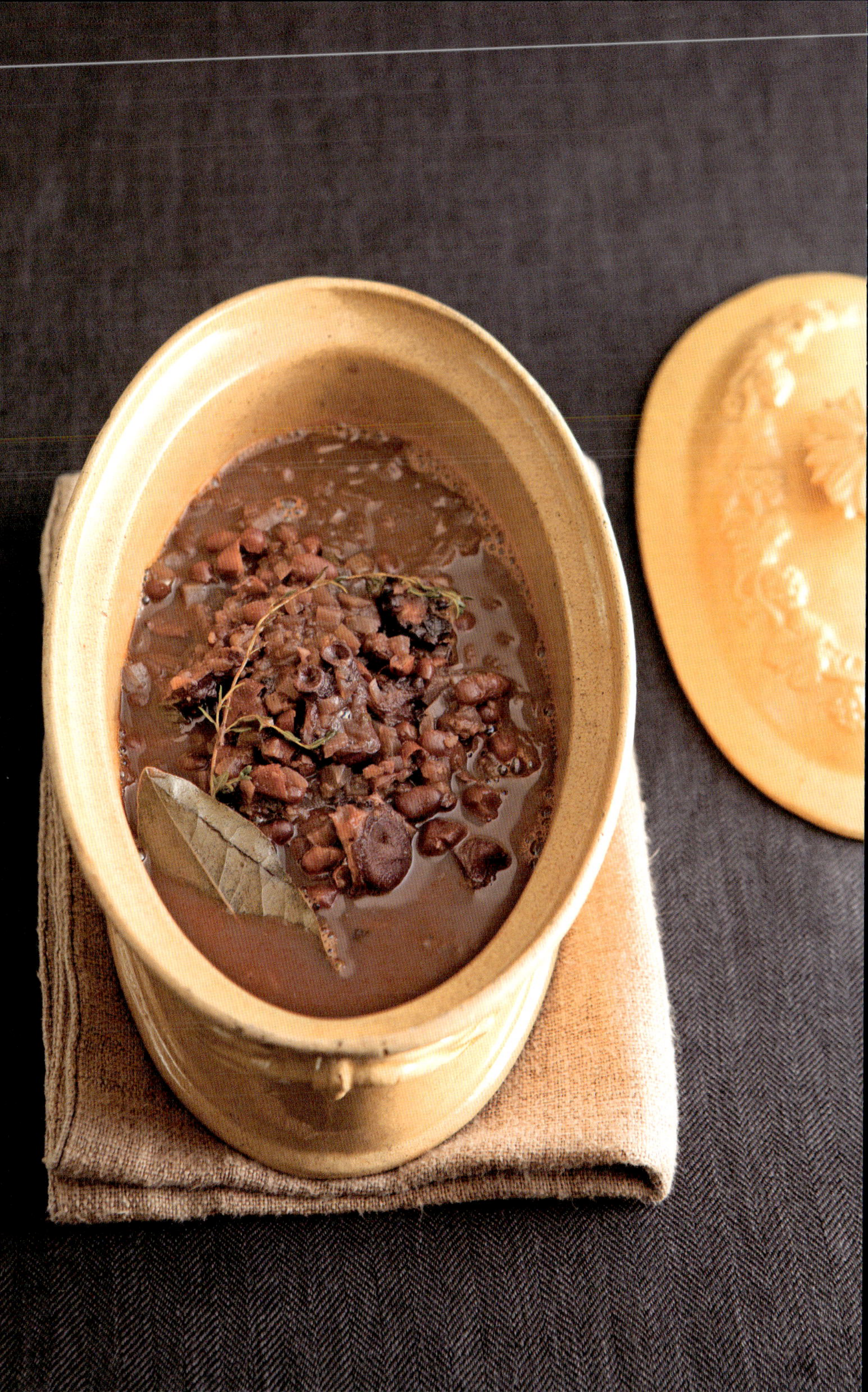

グリーンカレースープ

パクチーや青トウガラシ、クミンなどがミックスされたグリーンカレーペーストはおなかを温め、消化を促進させながら、水分を発散させる働きがあります。辛みが強いものが多いので、味をみながら加える量を調節してください。

材料（５杯分）

シーフードミックス（冷凍）
…140g
ハクサイ…300g
長ネギ…１本（100g）
サヤインゲン…100g
ココナッツミルク
…１缶（400mℓ）
A
グリーンカレーの素
…50g（５皿分）
酒…大さじ１
ナンプラー…大さじ１
ゴマ油…大さじ1/2

作り方

❶ハクサイは２cm角に切り、長ネギは小口切りにする。インゲンは1.5cm長さに切る。

❷油を熱して❶をざっと炒め、油が回ったらシーフードミックスを加えて炒め合わせる。ココナッツミルク、水300mℓ、Aを加え、５分煮る。

保存法と食べ方　p.06参照。

＊ココナッツミルクはココナッツの内側にできた固形胚乳を搾ったもので、クリーミーなのに比較的低カロリーです。ミネラル類も豊富で、体内の水分バランスを整えてくれます。

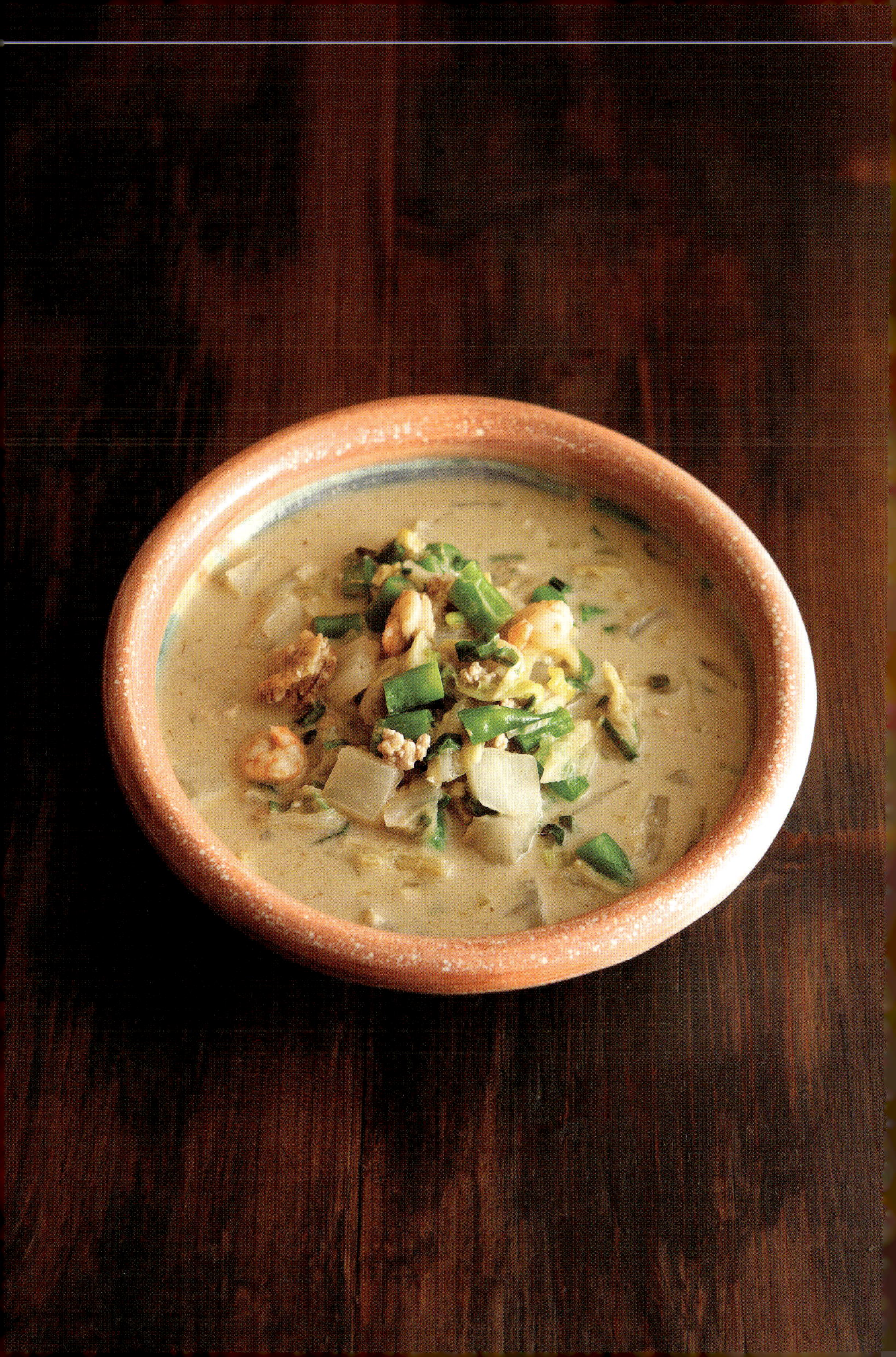

レンズ豆と押し麦のリゾットスープ

病後の疲労回復のために、トルコで作られるスープです。豆と麦をじっくりやわらかく煮ることで消化吸収を助けます。体全体の代謝機能を取り戻し、余った水分の排出を促します。

材料（５杯分）

レンズ豆…200g
押し麦…100g
鶏ひき肉…100g
タマネギ…１個（150g）
ニンニク…１かけ
トマト…２個（300g）
A
　コンソメ顆粒…小さじ1/2
　塩…小さじ1/2
　白ワイン（あれば）…大さじ１
オリーブ油…大さじ１

作り方

❶タマネギとニンニクはみじん切りにし、トマトはくし形に切る。
❷油を熱してひき肉を炒める。ポロポロに火が通ったら、タマネギとニンニクを加えてしんなりするまで炒める。
❸トマト、A、水１ℓを加え、煮たったらざっと洗ったレンズ豆、押し麦（製品に洗う指示があるものはざっと洗う。それ以外は洗わずに加える）を加える。再び煮たったら蓋を１cmほどずらしてかけ、20分煮る。

保存法と食べ方　p.06参照。冷え性の方はチリパウダーまたは七味トウガラシをひとふりしてめしあがれ。

＊押し麦は大麦をつぶして、早く煮えるよう加工したものです。疲れやすい方はビタミン豊富な胚芽を残した胚芽押し麦がおすすめ。水溶性食物繊維が豊富で、便秘解消にも役立ちます。
＊レンズ豆は小扁豆と呼ばれ、根は胃腸の不調やのどの痛みに用いられる生薬です。

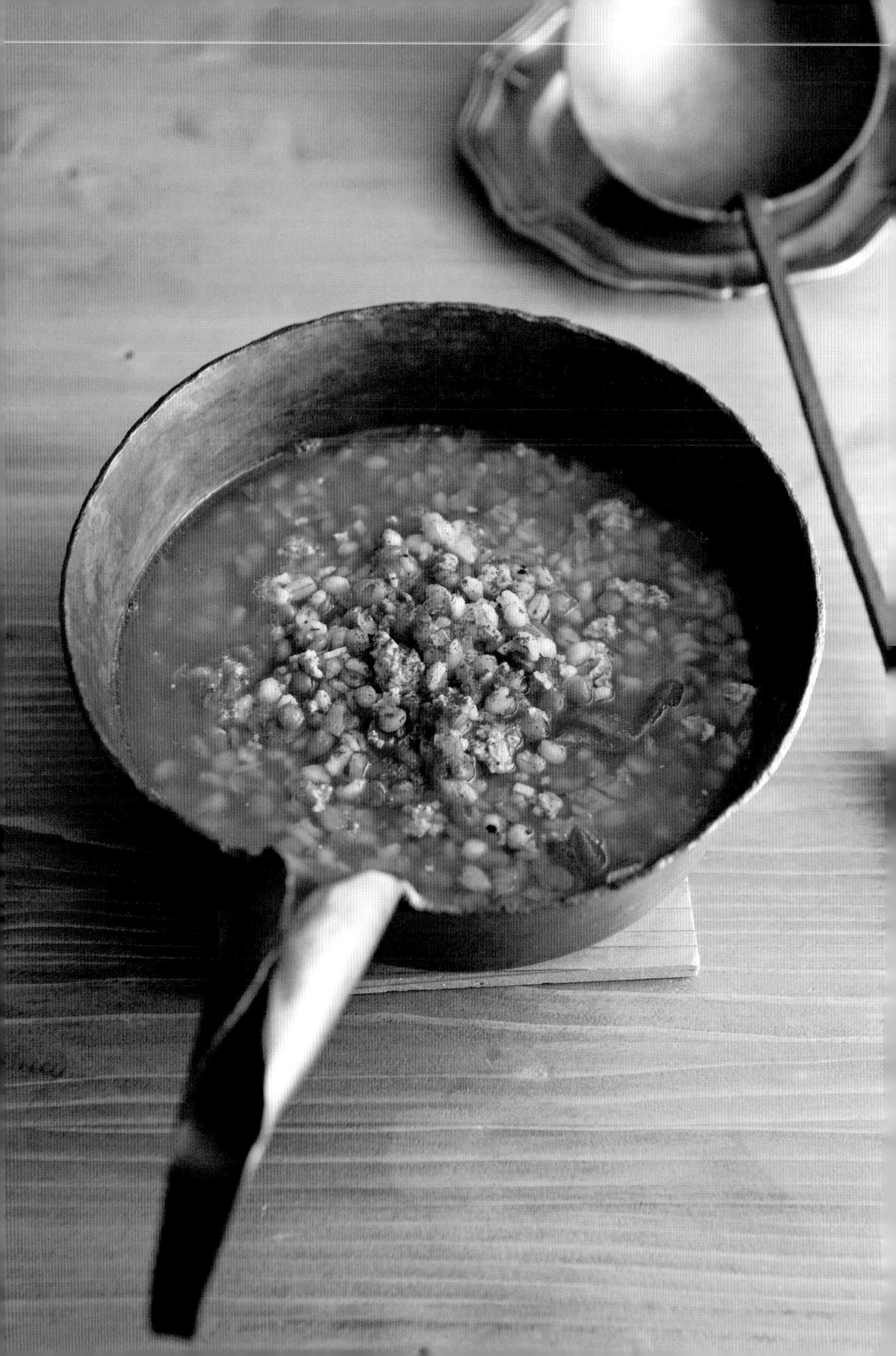

ナスとノリのスープ

ナスもノリも水を排出する力が強い食品ですが、体を冷やす涼性食材なので、暑さの残る季節のむくみにおすすめのスープです。ナスは冷やす力が強いので、冷え性の方はウドやエンドウに代えて作ってください。

材料（５杯分）

鶏もも肉…１枚（300g）
ナス…４本
長ネギ…２本
ショウガ（薄切り）
　…２枚（10g）
ノリ（全形）…３枚
A
　だし汁…600mℓ
　しょうゆ…大さじ２
　酒…大さじ１

作り方

❶鶏肉は一口大に切り、ナスは半月切り、長ネギは小口切り、ショウガは千切りにする。
❷Aを煮たてて❶を加え、蓋をして弱めの中火で５分煮る。
❸ノリをちぎってちらす。

保存法と食べ方　p.06参照。

＊食欲がわかないときは、ノリは食べる直前に加えると、香りがたち、おいしくいただけます。

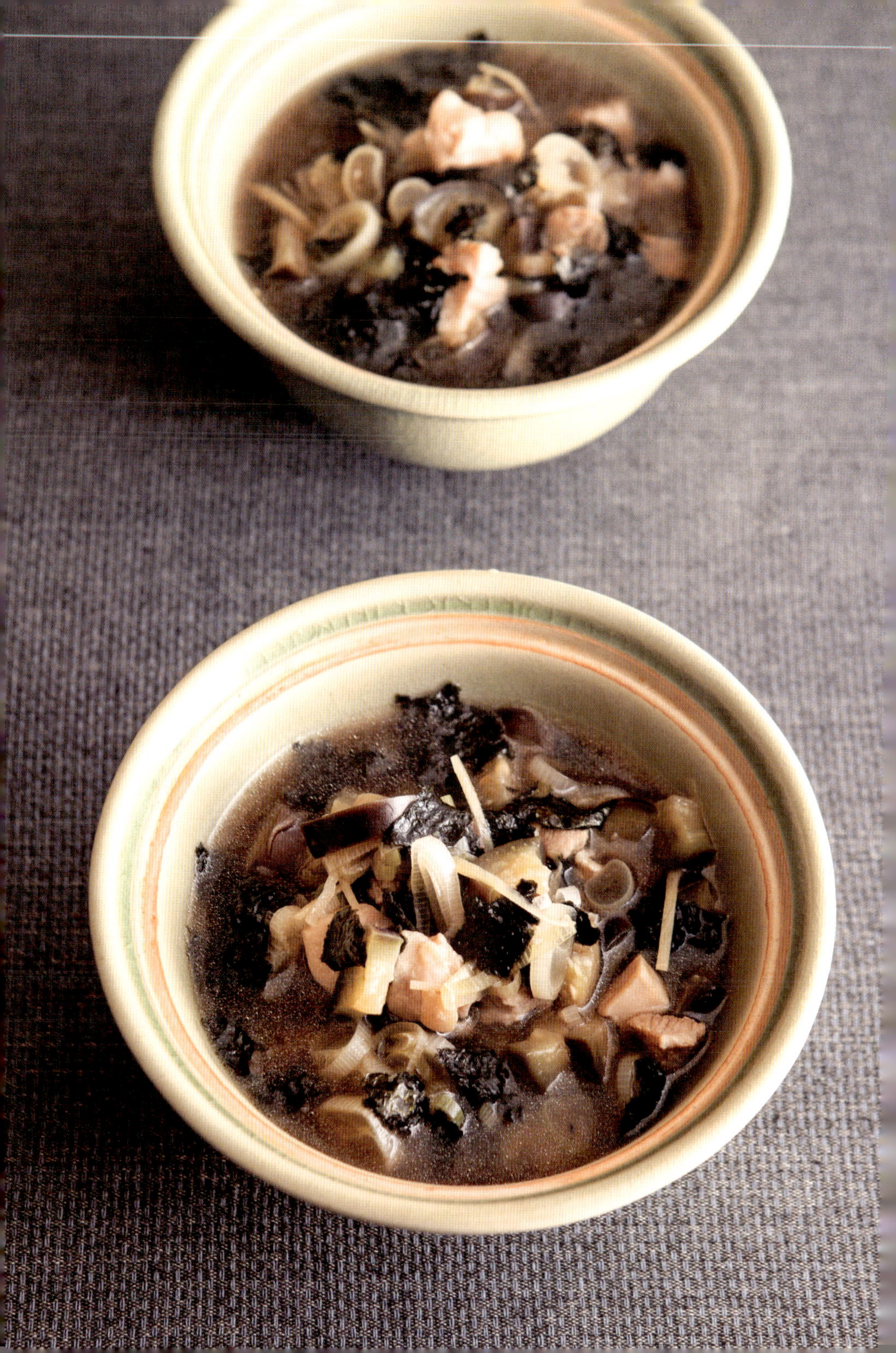

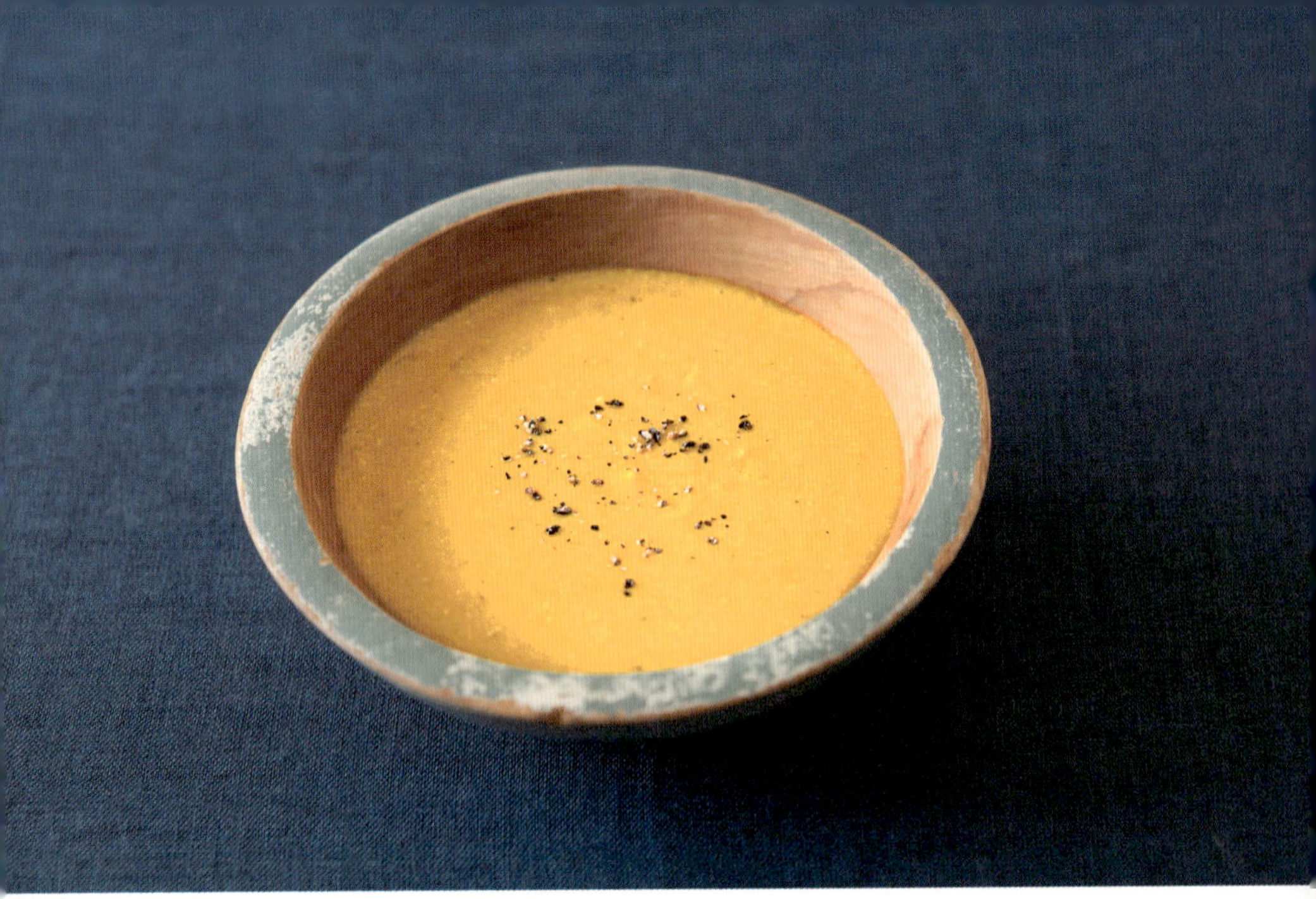

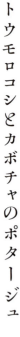

トウモロコシとカボチャのポタージュ

材料（5杯分）
タマネギ…1個（150g）
カボチャ…400g
ホールコーン…300g
塩…小さじ1

作り方
❶タマネギはざく切りにし、カボチャは2㎝角に切る。
❷鍋に❶、コーンを入れ、水150㎖と塩を加えて、火にかける。煮たったらざっと混ぜ、蓋をして弱火で15分煮る。
❸フードプロセッサーかミキサーで滑らかなペーストにし、清潔な容器で冷蔵保存する（p.07参照）。

食べ方　150㎖のペーストを牛乳または豆乳100㎖でのばし、温める。好みでコショウをふる。

＊コーンは生を使うと甘みが引き立ちます。
＊トウモロコシそのものも、ひげ同様の働きがあります（p.119参照）。カボチャと相性抜群。おなかの調子を整え、余計な水分を排出するポタージュです。

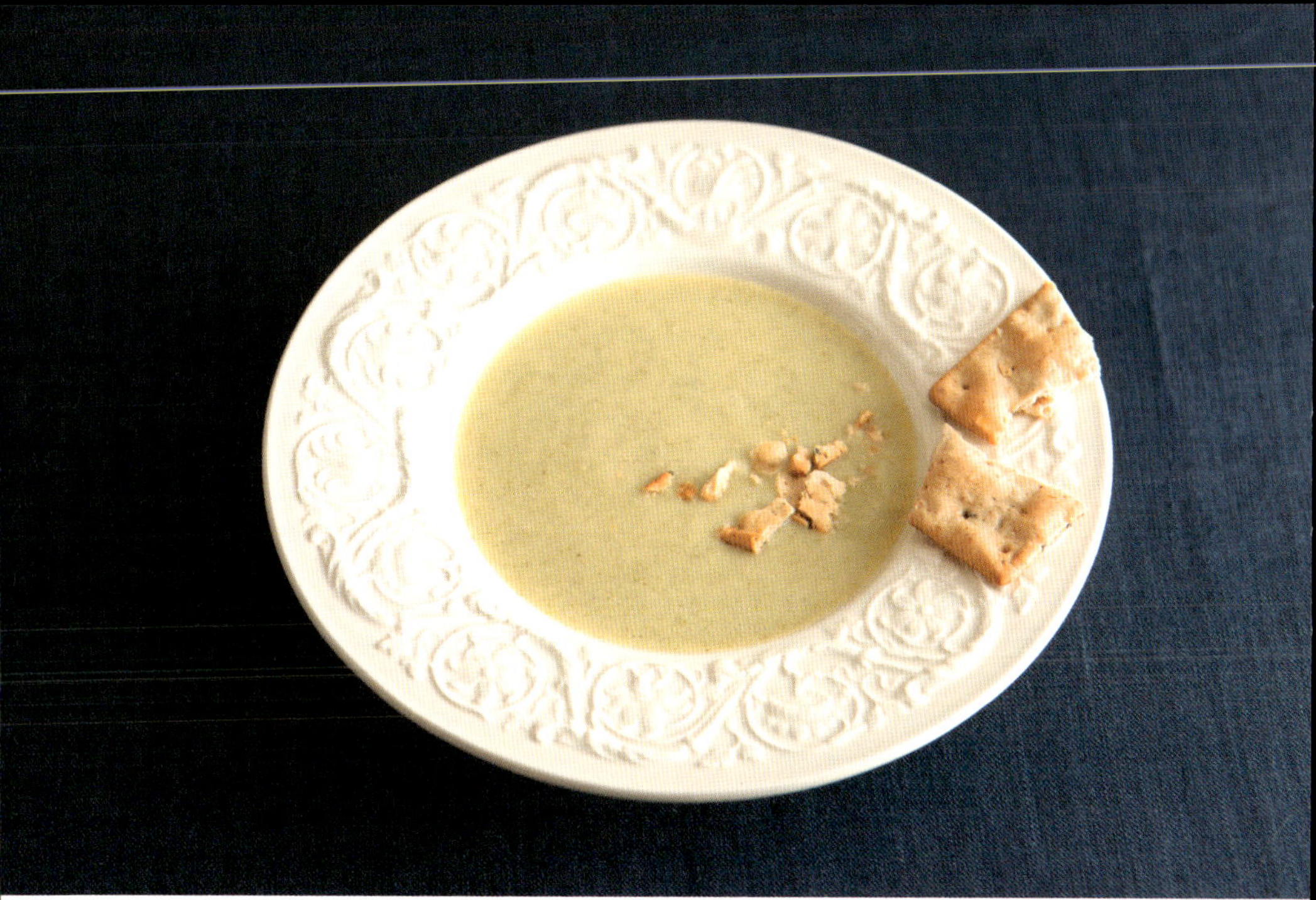

エダマメとブロッコリーのポタージュ

材料（５杯分）

タマネギ…１個（150g）
ジャガイモ…２個（200g）
ブロッコリー…１株（150g）
ゆでエダマメ（冷凍でもよい）
…さやから出して100〜150g
A
だし汁（または水）
…200mℓ
塩…小さじ１

作り方

❶タマネギはざく切りにし、ジャガイモは一口大に切る。ブロッコリーは小房に切り分ける。
❷鍋に❶、エダマメを入れてざっと混ぜ、Aを加えて火にかける。煮たったらざっと混ぜ、蓋をして弱火で15分煮る。
❸フードプロセッサーかミキサーで滑らかなペーストにし、清潔な容器で冷蔵保存する（p.07参照）。

食べ方　150mℓのペーストを豆乳または牛乳100mℓでのばし、温める。あれば雑穀やふすま入りのクラッカーやパンを添える。

＊エダマメは巡らせる力を補い、水分排出を助けます。疲労回復、便秘解消にも力を発揮するポタージュです。
＊ブロッコリーは元気を補う野菜のひとつ。パワー不足のむくみにおすすめです。

◉ 乾燥

手や顔などの肌、目やのどなどの粘膜が乾燥する原因は、水分不足だけではありません。

たとえば肌の乾燥を防ぐには、肌の代謝を助ける栄養を運ぶ血液、水分をとどめておくための脂質も重要になります。肌は体内を映し出す鏡ともいわれ、体内に十分な栄養があり、隅々にまで届ける機能がきちんと働くことで、必要な潤いがもたらされます。肌も粘膜も代謝が旺盛で、食生活の影響を受けやすいものです。

ほてり、イライラなどの症状が出やすい、体内に熱をためやすい体質の方や、過度な飲酒習慣のある人も乾燥しやすいといわれます。このタイプは渇きをいやす食材が役に立つでしょう。

環境によって引き起こされる乾燥もあります。夏の厳しい暑さで水分が不足して、渇きが激しい場合は、ウリやトマトなどの夏野菜が水分を補ってくれます。秋や冬など、寒く、乾きがちな気候のときののどや鼻などの乾燥には、ハチミツや砂糖などの甘みが効果的です。

●この食材がおすすめ

造血・血流促進

疲れ目の項（p.54）参照

潤い作りをサポート

豚肉、卵、ブリ、イカ、ニンジン、アスパラ、オクラ、ヤマイモ、キクラゲ、黒豆、ヨーグルト、チーズ、白ワインなど

渇きをいやす

豆腐、アスパラ、オクラ、トマト、キュウリ、シロウリ、トウガン、レンコン、梅、ナシ、ミカン、リンゴ、レモン、豆乳、牛乳、ヨーグルト、ココナッツ、甘酒、緑茶など

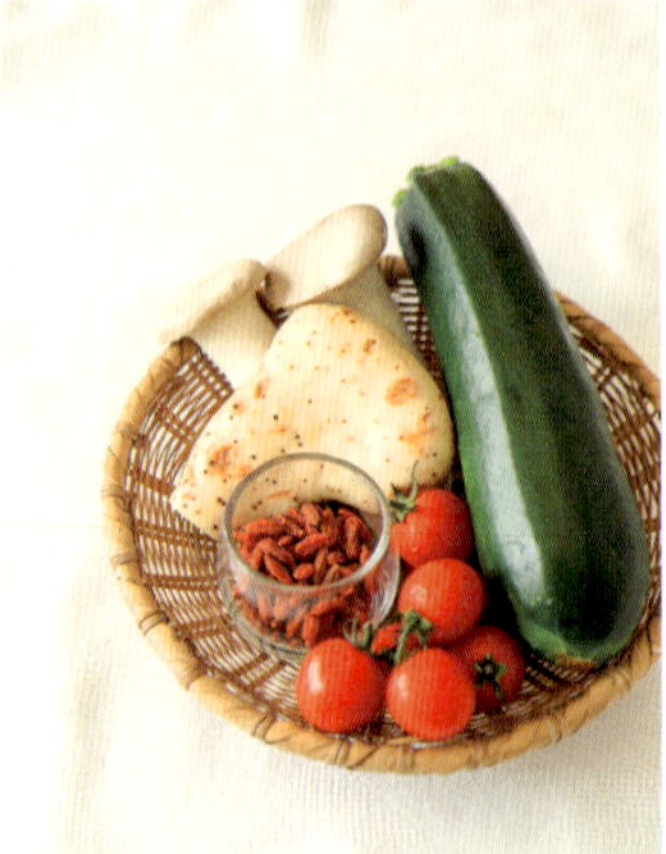

ズッキーニなどのウリ類は渇きをいやし、余計な水分を排出してくれます。トマトは潤いをもたらし、血流をスムーズに。クコは潤す働きを担い、エリンギはほてり体質の方におすすめ。ヤマイモは必要な栄養を保持する働きをします。

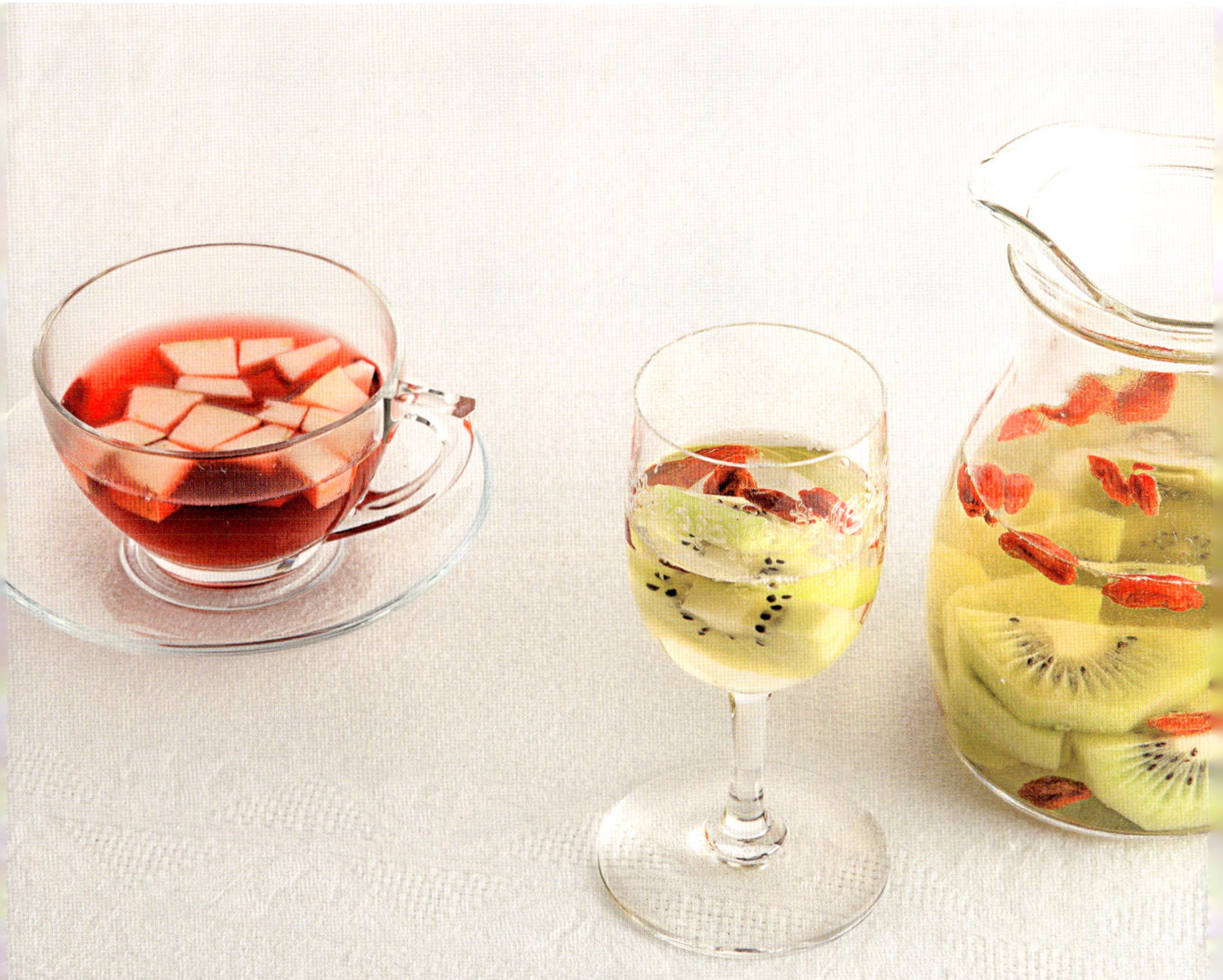

アップル ローズヒップティー（左）

材料（1杯分）

ローズヒップティー
　（ティーバッグ）…1個
リンゴ…1/4個

作り方

❶リンゴは1cm角に刻む。
❷ポットまたはカップに❶とティーバッグを入れ、熱湯150mℓを注ぎ、5分蒸らす。

＊リンゴやローズヒップの自然な酸味は、潤いを保つ働きをします。

キウイサングリア（右）

材料（2杯分）

キウイ…1/2個
クコ…大さじ1
白ワイン…100mℓ

作り方

❶キウイは皮をむいて食べやすく切り、クコと共に白ワインに1時間浸す。

＊果物は体内に水分を生み出してくれます。キウイ以外にも季節の果物に代えて楽しんでください。

鶏肉とくずし豆腐のスープ

ほてりやイライラを抑えつつ、おなかをゆっくりと温めるスープです。豆腐は渇きを抑えて潤しますが、体をやや冷やす涼性食材です。冷えを感じる方はかならず温めて食べてください。

材料（5杯分）

鶏むね肉…小1枚（200g）
ナガイモ…200g
シメジ…大1パック（150g）
木綿豆腐…1丁（300g）
かたくり粉…大さじ1/2
A
　だし汁…600mℓ
　酒…大さじ1
　薄口しょうゆ…大さじ2
　塩…少々

作り方

❶鶏肉は2cm角に切り、かたくり粉をまぶす。
❷ナガイモは皮をむいて1cm角に、シメジは1cm幅に刻む。
❸Aを煮たて、❶、❷、豆腐を大きくくずしながら入れる。再び煮たったら弱火にし、蓋をして7分煮る。

保存法と食べ方　p.06参照。細ネギの小口切りをちらす。

＊シメジやナガイモは便秘解消にも働きます。腸の健康を取り戻し、肌荒れを回復する助けになります。

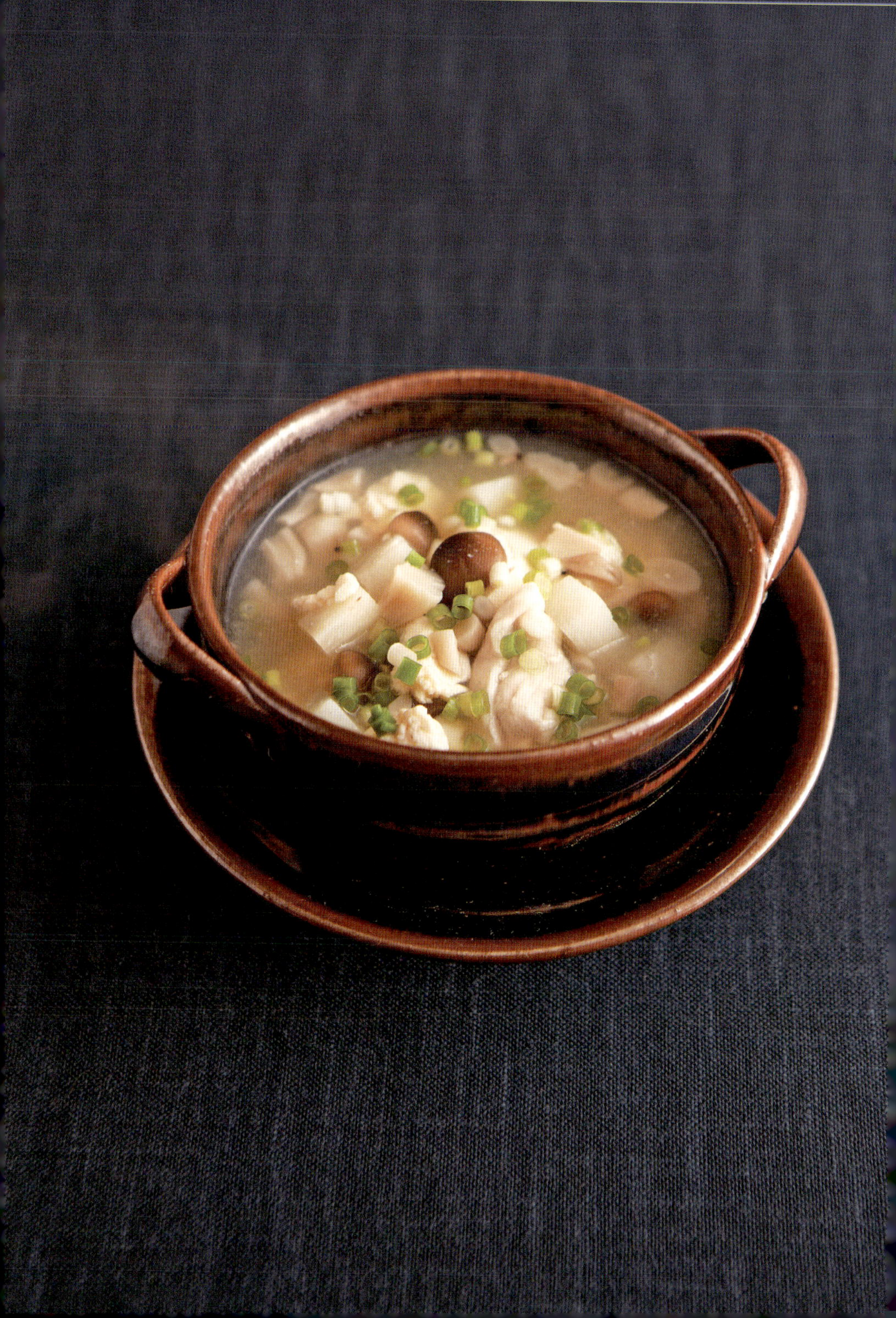

豚肉とズッキーニのスープ

ズッキーニやプチトマトなどの夏野菜は渇きを抑え、水分を補ってくれます。ただし、冷やす力が強いので、真夏以外は加熱調理がおすすめです。夏から秋頃の乾燥対策にぴったりのスープです。

材料（５杯分）

豚こま切れ肉…300g
タマネギ…１個（150g）
ズッキーニ…２本（300g）
プチトマト
　…１パック（200g）
ショウガ（薄切り）…１枚
A
　白ワイン（または酒）
　　…大さじ１
　コンソメ顆粒…小さじ1/2
　塩…小さじ1/2

作り方

❶豚肉は一口大、ズッキーニはいちょう切りにし、タマネギは１cm角に切る。ショウガは細切りにし、プチトマトはへたを取る。

❷鍋に❶を入れ、水600mℓ、Aを加えて火にかけ、煮たったら蓋を１cmほどずらしてかけ、弱めの中火で５分煮る。

保存法と食べ方　p.06参照。

＊ズッキーニをはじめとする、キュウリ、トウガン、シロウリなどのウリ科の野菜は、体内の水分調節に役立ちます。乾燥しているときは潤わせ、むくみがちなときは排出へと働きます。
＊プチトマトの皮が気になる方は、普通のトマトを刻んで使ってもおいしくできます。

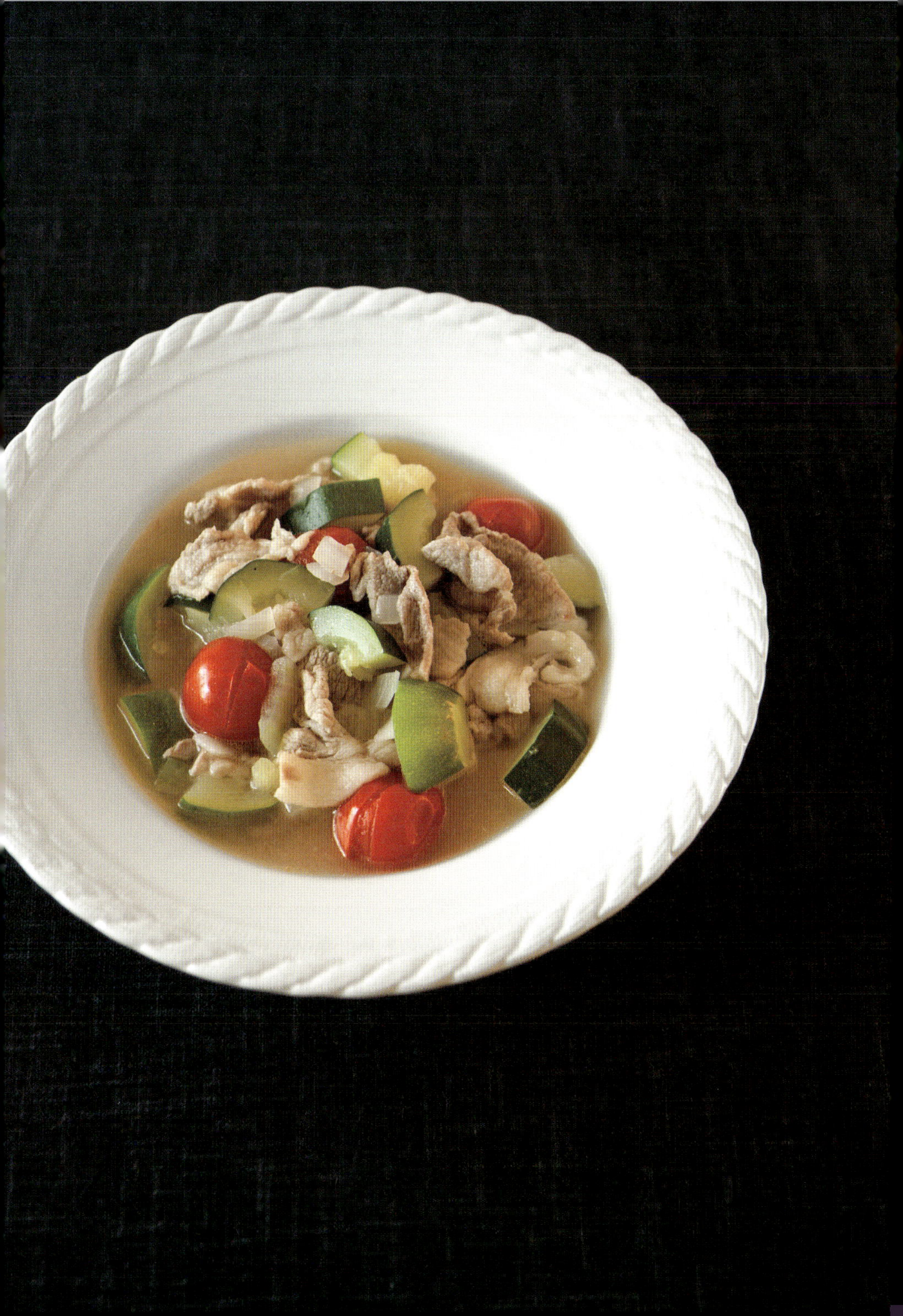

豚ひき肉とオクラのスープ

血を補いつつ体に潤いをもたらすスープです。オクラは体を潤わせる食材なので夏の渇きにおすすめ。消化をサポートし、疲労回復にも効果的です。時間とともに水溶性食物繊維が溶けだしてトロトロに。腸の乾燥にも効果的なので便秘解消にも役立ちます。

材料（５杯分）

豚ひき肉…300g
長ネギ…１本
ショウガ（薄切り）…１枚
オクラ…２袋（200g）
生キクラゲ
…１パック（100g）
A
| 酒…大さじ１
| コンソメ顆粒…小さじ1/2
| 塩…小さじ1/2
ゴマ油…大さじ1/2

作り方

❶長ネギとショウガはみじん切りにし、オクラは小口切りにする。キクラゲは１㎝角に切る。

❷油を熱してひき肉を炒め、ポロポロになったら❶を加えてざっと混ぜ、水600㎖、Aを加える。煮たったらざっと混ぜ、蓋を５㎜ほどずらしてかけ、弱めの中火で５分煮る。

保存法と食べ方　p.06参照。

＊キクラゲの生が手に入らないときは乾燥品（10g）を水でもどして使ってください。鉄分を含み、血流のサポートに働き、イライラを抑える効果もあります。

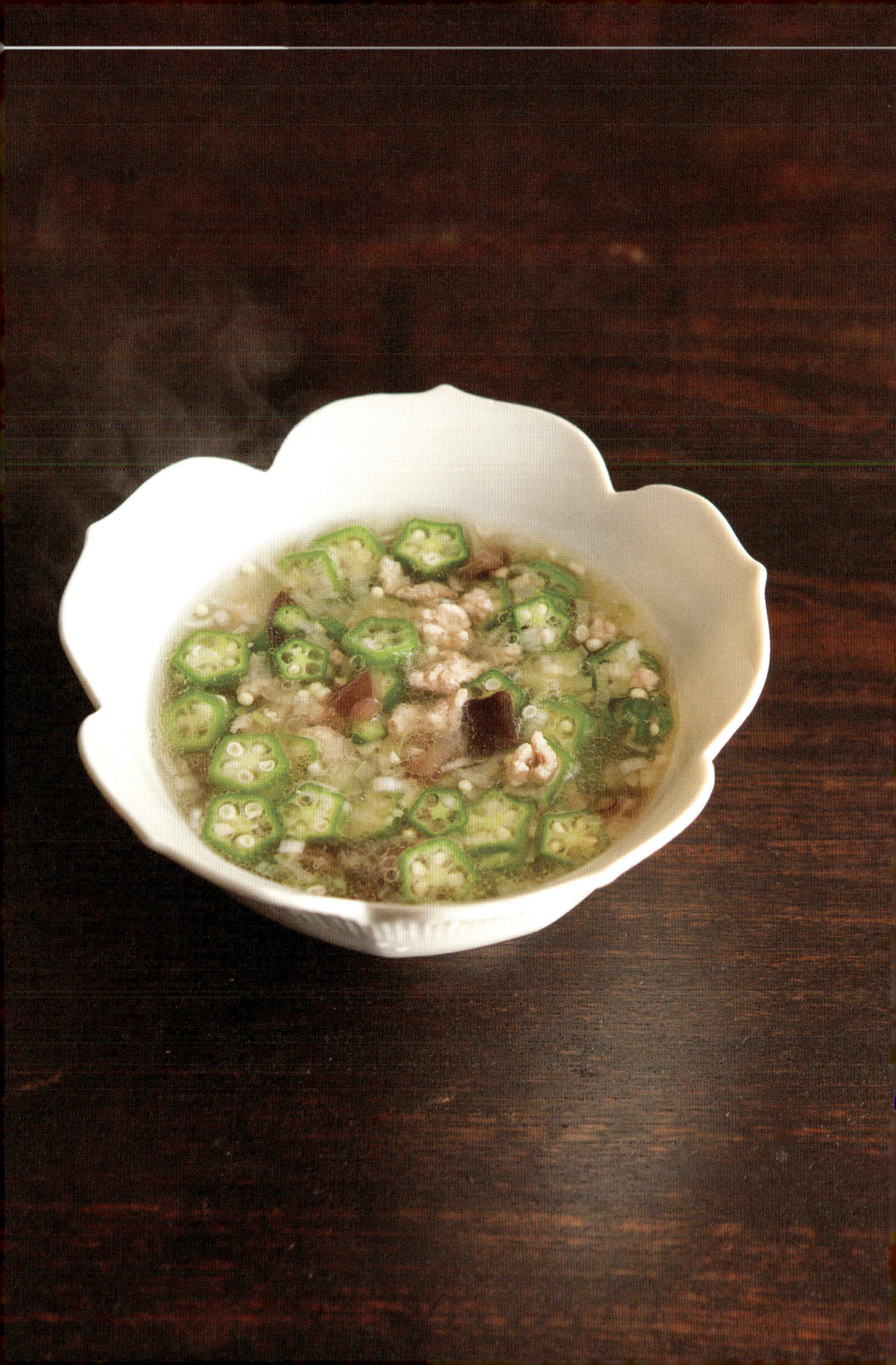

豚肉とエリンギのオレンジスープ

オレンジマーマレードのほのかな甘みと香りは滞りを解消し、潤いを運ぶ働きをします。さっぱりと仕上げたいときは、代わりに皮ごと輪切りにしたユズをいっしょに煮こんでもおいしく食べられます。

材料（５杯分）

豚ロース肉…300g

A

- 塩…少々
- 薄力粉…適量

タマネギ…１個（150g）

エリンギ…１パック（100g）

ニンジン…2/3本（100g）

B

- ローリエ…１枚
- オレンジマーマレード…大さじ２
- 白ワイン…100mℓ
- コンソメ顆粒…小さじ1/2
- 塩…小さじ1/2

オリーブ油…大さじ１

保存法と食べ方　p.06参照。

作り方

❶豚肉は一口大に切ってＡをふる。

❷タマネギは１cm角に、エリンギ、ニンジンは一口大に切る。

❸油を熱して豚肉を焼きつけ、表面の色が変わったら❷を加えてざっと炒め合わせ、Ｂ、水500mℓを注ぐ。煮たったら蓋を１cmほどずらしてかけ、弱めの中火で10分煮る。

＊鶏肉の代わりに鴨肉を使うと、血液を補って潤う力がいっそうアップします。

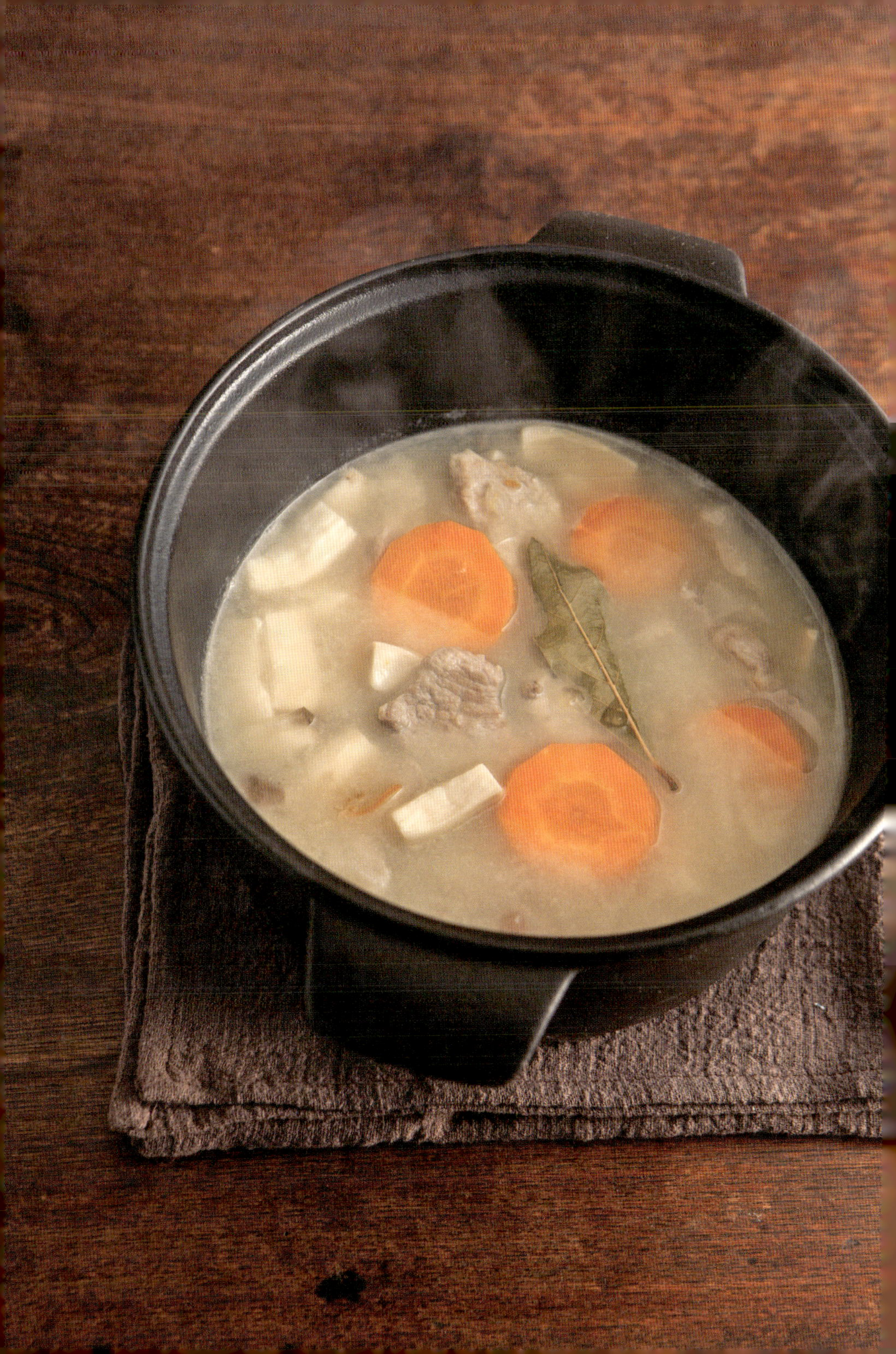

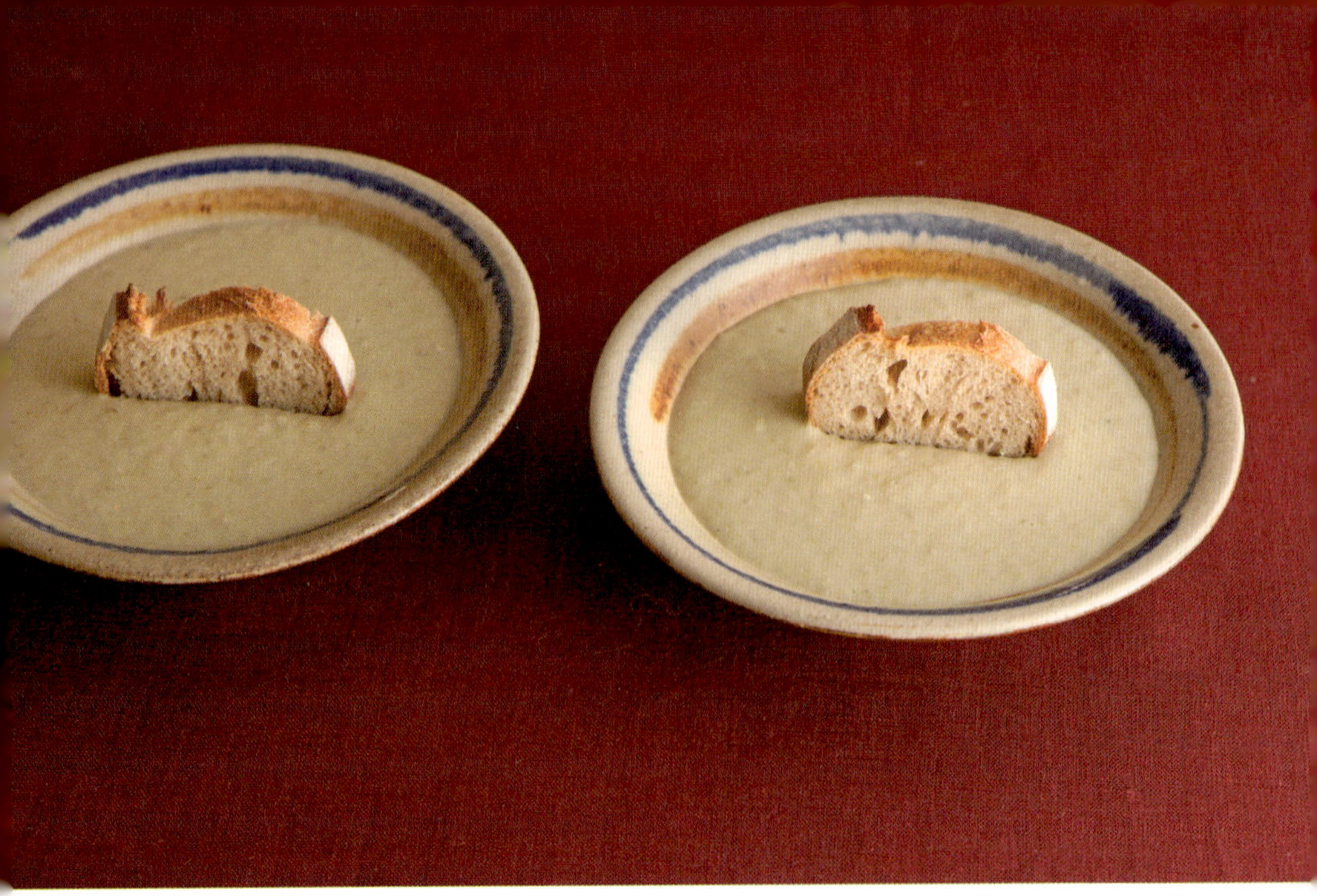

アスパラと練りゴマのポタージュ

材料（5杯分）

タマネギ…1個（150g）
ジャガイモ…200g
アスパラガス…2把（180g）
オクラ…1袋（150g）
白練りゴマ…50g
チキンスープ（または水）
…150mℓ
塩…小さじ1

作り方

❶タマネギはざく切りにする。ジャガイモは一口大に切る。アスパラは固い皮をむいてざく切りに、オクラはへたを落としてぶつ切りにする。
❷鍋に❶を入れてざっくり混ぜ、チキンスープを注いで塩をふり、火にかける。煮たったらざっくり混ぜて蓋をし、弱火で15分煮る。
❸フードプロセッサーかミキサーで滑らかなペーストにし、清潔な容器で冷蔵保存する（p.07参照）。

食べ方　ペースト150mℓ強（190g程度）を牛乳または豆乳100mℓで溶きのばし、温める。好みでパンを浮かべる。

＊白ゴマは血流を改善し、潤いを生み出します。特に皮膚の乾燥、肌荒れに効果があります。豊富に含まれる良質な脂質は便秘解消にも効果的です。

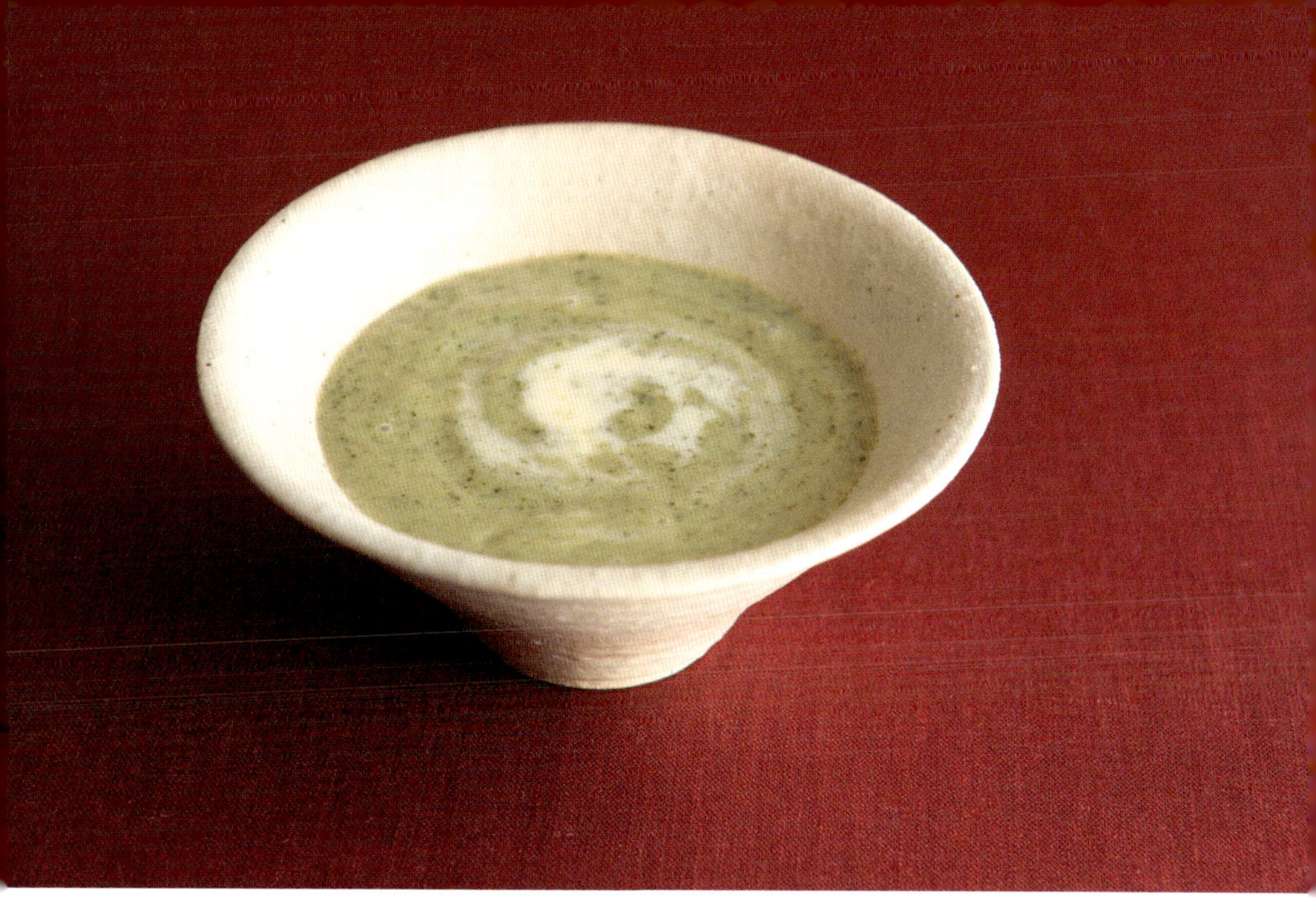

小松菜とカブのポタージュ

材料（5杯分）

タマネギ…1個（150g）
小松菜…1把（300g）
カブ…200g
ジャガイモ…200g
チキンスープ（または水）
…200mℓ
塩…小さじ1

作り方

❶タマネギはざく切りにし、小松菜は1cm幅に刻み、カブは皮ごとざく切りにする。ジャガイモは一口大に切る。

❷鍋に❶を入れてざっくり混ぜ、チキンスープを注いで塩をふり、火にかける。煮たったら蓋をして弱火で15分煮る。

❸フードプロセッサーかミキサーで滑らかなペーストにし、清潔な容器で冷蔵保存する（p.07参照）。

食べ方　ペースト150mℓを豆乳または牛乳100mℓでのばし、温める。
豆乳少々をトッピングする。

＊おなかから温め、水分の循環を取り戻すスープです。
＊小松菜は潤う力をサポートし、イライラを抑える効果もあります。
＊乾燥が気になる場合はコショウなどのスパイスは使わずに仕上げてください。

四季の養生食④

冬

冬は自然界のすべてが静かに閉じこもる「黒」の季節。

人もなんとなく縮こまり、静かに過ごすことが多くなります。春に備えて、一年の疲れを養生すべき季節でもあり、それは自然な姿なのでしょう。

穏やかに過ごしていても、冬の寒さはさまざまな不調のいちばんの原因となります。

滞りを生み、痛みやしびれも多く、眠りが浅くなる人も増えます。温めることを心がけ、冷えを体の中に入れないようにしましょう。

寒く乾燥しがちな冬が旬の野菜は、体に潤いを与えてくれるものが多く、その分温める力はやや弱め。ダイコンやハクサイなどはじっくり煮こみ、温かくして食卓に並べましょう。寒くなるほど太く、おいしくなるネギは、体を中から温めて、寒さを散らしてくれます。とろりとやわらかくなるまで火を通して食卓にのせましょう。

おせちにも欠かせない黒豆は冬の体を支え、春への土台作りを担ってくれます。

寒いからと言って適度に体を動かすことは忘れてはなりませんが、ときには自分を甘やかし、優しい甘みも楽しんでください。

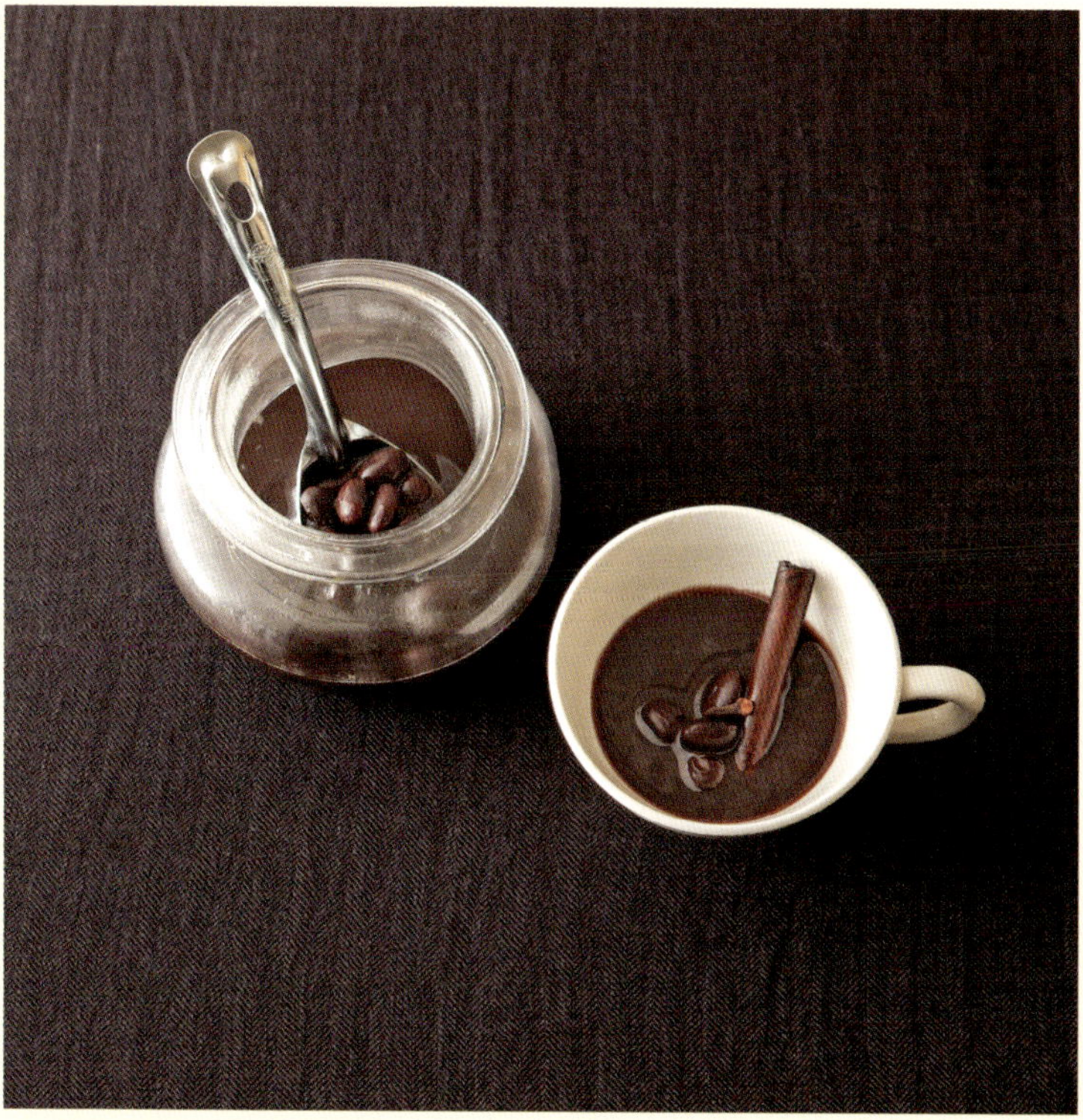

黒豆ヴァンショー

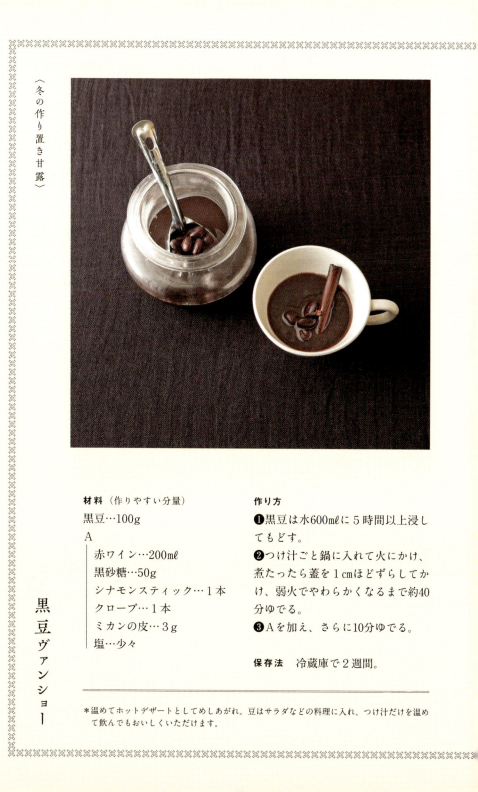

材料（作りやすい分量）

黒豆…100g

A

- 赤ワイン…200mℓ
- 黒砂糖…50g
- シナモンスティック…１本
- クローブ…１本
- ミカンの皮…３g
- 塩…少々

作り方

❶黒豆は水600mℓに５時間以上浸してもどす。

❷つけ汁ごと鍋に入れて火にかけ、煮たったら蓋を１cmほどずらしてかけ、弱火でやわらかくなるまで約40分ゆでる。

❸Aを加え、さらに10分ゆでる。

保存法　冷蔵庫で２週間。

＊温めてホットデザートとしてめしあがれ。豆はサラダなどの料理に入れ、つけ汁だけを温めて飲んでもおいしくいただけます。

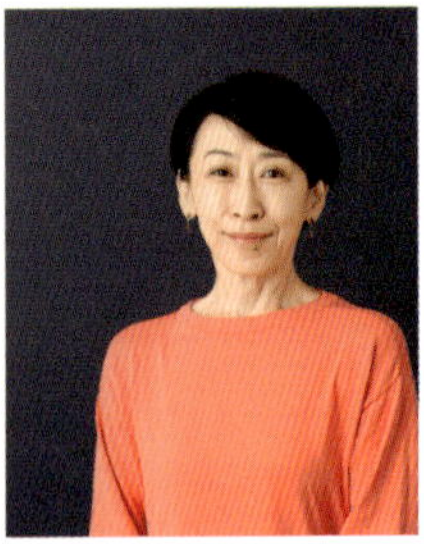

石澤清美

料理研究家。国際中医師・国際中医薬膳師。米国NTI認定栄養コンサルタント。日々の家庭料理をはじめ、菓子や保存食などのレシピを雑誌・書籍などで紹介している。豊富な知識を生かした薬膳料理の研究に余念がない。季節の食材をふんだんに使った料理教室も主宰。著書に『野菜のポタージュ』（マイナビ）、『小さな鍋で絶品おかず』（家の光協会）など多数。

デザイン／三上祥子（Vaa）
写真／榎本 修
スタイリング／Team Hime
編集／萩原朋子

冷《ひ》え、疲《つか》れ、痛《いた》みがやわらぐ
続《つづ》けられるいたわりレシピ

ちょっと不《ふ》調《ちょう》を感《かん》じたときのスープとドリンク

NDC596

2018年12月17日　発　行
2018年12月25日　第２刷

著　者　石澤清美《いしざわきよみ》
発行者　小川雄一

発行所　株式会社 誠文堂新光社
〒113-0033　東京都文京区本郷３-３-11
［編集］電話 03-5805-7762
［営業］電話 03-5800-5780
http://www.seibundo-shinkosha.net/

印刷・製本　図書印刷株式会社

ISBN978-4-416-71836-0